高等院校药学类专业创新型系列教材

供药学、药物制剂、临床药学、制药工程、中药学、医药营销及相关专业使用

药剂学实验

主　编　李　瑞　丁志英

副主编　刘艳华　吕晓洁　杨小云　和素娜

编　者　（按姓氏笔画排序）

丁志英　吉林大学

王　纠　广东药科大学

王　秀　蚌埠医学院

叶威良　空军军医大学

付雯雯　吉林大学

吕晓洁　内蒙古医科大学

刘　佳　内蒙古医科大学

刘艳华　宁夏医科大学

李　卓　南华大学

李　瑞　南京医科大学

李飞飞　南京医科大学康达学院

李瑞娟　内蒙古医科大学

杨小云　黄河科技学院

陈娇婷　赣南医学院

和素娜　河南科技大学

周　宁　河南中医药大学

赵永恒　湖北医药学院

黄兴振　广西医科大学

梁德胜　南昌大学

华中科技大学出版社

http://www.hustp.com

中国·武汉

内容简介

本书是高等院校药学类专业创新型系列教材。

本书含有溶液型与胶体型液体制剂的制备、混悬型液体制剂的制备等 24 个实验,每个实验均包括实验目的、实验原理、实验材料与仪器、实验内容、实验结果与讨论、操作注意事项和思考题等内容。实验内容既紧扣学科基础理论,又紧跟学科的发展。

本书可供医药院校药学专业、临床药学专业、药物制剂专业、制药工程专业、中药学及相关专业本科生和研究生实验课教学使用,也可作为从事医药工作相关专业人员的参考书。

图书在版编目(CIP)数据

药剂学实验/李瑞,丁志英主编.—武汉:华中科技大学出版社,2020.4(2024.7重印)
高等院校药学类专业创新型系列教材
ISBN 978-7-5680-5839-1

Ⅰ.①药… Ⅱ.①李… ②丁… Ⅲ.①药剂学-实验-高等学校-教材 Ⅳ.①R94-33

中国版本图书馆 CIP 数据核字(2020)第 043595 号

药剂学实验   李　瑞　丁志英　主编
Yaojixue Shiyan

策划编辑:汪婷美
责任编辑:汪婷美
封面设计:原色设计
责任校对:阮　敏
责任监印:周治超
出版发行:华中科技大学出版社(中国·武汉)   电话:(027)81321913
　　　　　武汉市东湖新技术开发区华工科技园   邮编:430223
录　　排:华中科技大学惠友文印中心
印　　刷:武汉市籍缘印刷厂
开　　本:880mm×1230mm　1/16
印　　张:9.25
字　　数:188千字
版　　次:2024 年 7 月第 1 版第 4 次印刷
定　　价:36.00 元

高等院校药学类专业创新型系列教材
编委会

总序

教育部《关于加快建设高水平本科教育 全面提高人才培养能力的意见》("新时代高教 40 条")文件强调要深化教学改革,坚持以学生发展为中心,通过教学改革促进学习革命,构建线上线下相结合的教学模式,对我国高等药学教育和药学专业人才的培养提出了更高的目标和要求。我国高等药学类专业教育进入了一个新的时期,对教学、产业、技术融合发展的要求越来越高,强调进一步推动人才培养,实现面向世界、面向未来的创新型人才培养。

为了更好地适应新形势下人才培养的需求,按照《中国教育现代化 2035》《中医药发展战略规划纲要(2016—2030 年)》以及党的十九大报告等文件精神要求,进一步出版高质量教材,加强教材建设,充分发挥教材在提高人才培养质量中的基础性作用,培养合格的药学专业人才和具有可持续发展能力的高素质技能型复合人才。在充分调研和分析论证的基础上,我们组织了全国 70 余所高等医药院校的近 300 位老师编写了这套高等院校药学类专业创新型系列教材,并得到了参编院校的大力支持。

本套教材充分反映了各院校的教学改革成果和研究成果,教材编写体例和内容均有所创新,在编写过程中重点突出以下特点。

(1)服务教学,明确学习目标,标识内容重难点。进一步熟悉教材相关专业培养目标和人才规格,明晰课程教学目标及要求,规避教与学中无法抓住重要知识点的弊端。

(2)案例引导,强调理论与实际相结合,增强学生自主学习和深入思考的能力。进一步了解本课程学习领域的典型工作任务,科学设置章节,实现案例引导,增强自主学习和深入思考的能力。

(3)强调实用,适应就业、执业药师资格考试以及考研的需求。进一步转变教育观念,在教学内容上追求与时俱进,理论和实践紧密结合。

(4)纸数融合,激发兴趣,提高学习效率。建立"互联网┃"思维的教材编写理念,构建信息量丰富、学习手段灵活、学习方式多元的立体化教材,通过纸数融合提高学生个性化学习和课堂的利用率。

(5)定位准确,与时俱进。与国际接轨,紧跟药学类专业人才培养,体现当代教育。

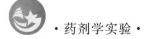
（6）版式精美,品质优良。

　　本套教材得到了专家和领导的大力支持与高度关注,适应当下药学专业学生的文化基础和学习特点,并努力提高教材的趣味性、可读性和简约性。我们衷心希望这套教材能在相关课程的教学中发挥积极作用,并得到读者的青睐;我们也相信这套教材在使用过程中,通过教学实践的检验和实际问题的解决,能不断得到改进、完善和提高。

高等院校药学类专业创新型系列教材
编写委员会

前言

Qianyan

　　药剂学是高等医药院校药学相关专业的核心课程,是一门基于实践的以药物制剂为中心并研究其基本理论、处方设计、制备工艺、质量控制和合理应用的综合性应用技术学科。药剂学实验教学在药剂学课程学习中占有十分重要的地位,它不仅有助于加深学生对基本概念和基本理论的理解,提高学生基本实验操作技能,更重要的是引导学生独立思考、自主学习,培养学生利用自己所学的知识独立分析并解决问题的能力,为学生今后成为创新型专业人才奠定基础。

　　本书根据药学相关专业的人才培养需求,结合多所高等医药院校近年的实验教学实践与改革经验,将具有内在紧密联系的药剂学实验和生物药剂学与药物动力学实验进行系统整合,共编写了 24 个实验。这些实验可操作性及实用性强,此外在实验中还引入了设计性实验及药剂学前沿的新方法和新技术,使实验内容既紧扣学科基础理论,又紧跟学科的发展,让学生在掌握基础知识和基本实验技能的基础上,提高实验设计能力,培养综合分析及解决实际问题的能力,提升科学思维能力和创新能力,以及增强学生研究和探索的积极性与主动性。

　　本书以《中国药典》2015 年版为指导和标准,内容安排合理、系统全面、适用性广,可供医药院校药学专业、临床药学专业、药物制剂专业、制药工程专业、中药学及相关专业本科生和研究生实验课教学使用,也可作为从事医药工作相关专业人员的参考书。本书每个实验均包括实验目的、实验原理、实验材料与仪器、实验内容、实验结果与讨论、操作注意事项和思考题等内容。各院校可根据实际教学计划和教学条件对实验课时和内容进行选择与调整。

　　本书的编者均为在药剂学教学与科研工作一线的教师,在此为大家所付出的辛勤工作表示衷心感谢。本书的编写和出版得到了华中科技大学出版社、南京医科大学、吉林大学、宁夏医科大学、内蒙古医科大学、河南科技大学、空军军医大学、南昌大学、广西医科大学、河南中医药大学、南华大学、广东药科大学、黄河科技学院、湖北医药学院、蚌埠医学院和赣南医学院有关领导的鼓励和支持,在此深表感谢。由于编者的水平和能力有限,书中难免存在不足之处,敬请广大读者批评指正。

编　者

目录

Mulu

实验一　溶液型与胶体型液体制剂的制备

一、实验目的

1. 掌握溶液型液体制剂的基本制备方法。
2. 熟悉制备液体制剂常用称量器具的正确使用方法。
3. 了解胶体药物的溶解特性和制备胶体型液体制剂的方法。

二、实验原理

液体制剂（包括溶液型与胶体型）是指药物在液体分散介质中所制得的供内服或外用的液体形态制剂。

（一）溶液型液体制剂

溶液型液体制剂是药物以分子或离子状态（分散相大小小于 1 nm）分散在分散介质（溶剂）中形成的真溶液，供内服或外用。常用溶剂：水、乙醇、丙二醇、甘油及脂肪油等。溶液型液体制剂外观均匀、澄明。

溶液型液体制剂包括溶液剂、芳香水剂、甘油剂、酊剂、醑剂和糖浆剂等。

溶液剂的制备方法：溶解法、稀释法和化学反应法。以溶解法应用最为广泛，一般制备过程如图 1-1 所示。

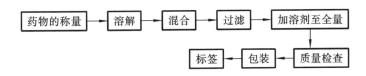

图 1-1　溶解法制备溶液剂的一般制备过程

（二）胶体型液体制剂

胶体型液体制剂是指某些药物以大小为 1~100 nm 的分散相分散于适当的分散介质中制得的均相或非均相体系。它们具有胶体溶液特有的性质，既不同于低分子溶液（分散相大小小于 1 nm），也不同于非均相体系中的混悬液（分散相大小在 500 nm 以上）。胶体型液体制剂所用的分散介质多数为水，少数为非水溶剂。

胶体物质按其与分散介质之间的亲和力及流变性质的不同，分为亲水胶体和疏水胶体两类。亲水胶体溶液的制备与配制真溶液的过程基本相同，但在药物溶解时，首先要经过溶胀过程。宜采用将药物分多次撒于液面上，使之自然膨胀，然后搅

NOTE

1

拌或加热溶解的方法。

胶体溶液处方中有电解质、高浓度醇、糖浆、甘油等具有脱水作用的物质时,宜先经溶解或稀释后再加入,而且用量不宜过大。胶体溶液宜新鲜配制,以免吸附细菌、杂质而发生腐化,必要时可加入适宜的防腐剂。

三、实验材料与仪器

1. 实验材料 碘、碘化钾、蔗糖、氯霉素、胃蛋白酶、甲酚、软皂、淀粉、氯化钠、尼泊金乙酯溶液(5‰)、羧甲基纤维素钠、琼脂、甘油、丙二醇、乙醇、稀盐酸、新鲜牛奶、醋酸钠缓冲液、纯化水等。

2. 实验仪器 恒温水浴锅、天平、电炉、烧杯(50 mL、250 mL)、玻璃漏斗(6 cm、10 cm)、磨塞小口玻璃瓶(50 mL、100 mL)、量筒(100 mL)、玻棒等。

四、实验内容

(一)溶液型液体制剂的制备

1. 复方碘溶液(卢戈溶液)

(1)处方。

碘	5 g
碘化钾	10 g
纯化水	加至 100 mL

(2)制法:取 10 g 碘化钾置于容器内,加适量纯化水,搅拌使其溶解,再加入 5 g 碘,搅拌溶解后加纯化水至全量,即得。制备工艺流程如图 1-2 所示。

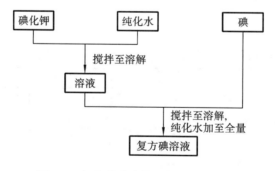

图 1-2 复方碘溶液的制备工艺流程图

(3)性状:本品为红棕色液体,有碘的特征性嗅味。

(4)用途:调节甲状腺功能,用于缺碘引起的疾病,如甲亢的辅助治疗。治疗时每次 0.1~0.5 mL,饭前用水稀释 5~10 倍后服用,一日 3 次。

2. 单糖浆

(1)处方。

蔗糖	85 g
纯化水	加至 100 mL

（2）制法：取纯化水 45 mL，煮沸，加入 85 g 蔗糖，搅拌溶解后，继续加热至 100 ℃，趁热用精制棉过滤，自滤器添加约 60 ℃纯化水至全量，搅匀，即得。制备工艺流程如图 1-3 所示。

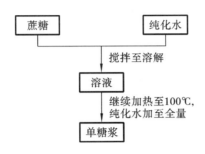

图 1-3 单糖浆的制备工艺流程图

（3）性状：本品为无色黏稠液体，味甜。

（4）含量：本品含蔗糖量为 0.85 g/mL 或 64.74%。相对密度约为 1.313 g/mL（25 ℃，100 mL 溶液的质量为 131.3 g）。

（5）用途：矫味剂，供调制各种药用糖浆。

（6）储存：单糖浆宜储存于清洁、干燥、灭菌的玻璃瓶中，盛满密闭储存于阴凉处。

3. 氯霉素滴耳剂

（1）处方 1。

氯霉素　　　　　5 g

乙醇　　　　　　30 mL

甘油　　　　　　加至 100 mL

制法：将氯霉素加入乙醇中，搅拌至溶解，再加甘油至全量，过滤，即得。制备工艺流程如图 1-4 所示。

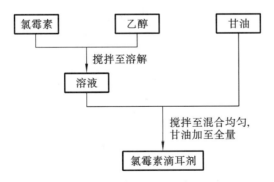

图 1-4 氯霉素滴耳剂处方 1 的制备工艺流程图

（2）处方 2。

氯霉素　　　　　5 g

丙二醇　　　　　50 mL

甘油　　　　　　加至 100 mL

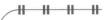

NOTE

3

制法:将丙二醇置于水浴锅中加热至约 80 ℃,加入氯霉素,搅拌至溶解,再加甘油至全量,搅拌至混合均匀,过滤,即得。制备工艺流程如图 1-5 所示。

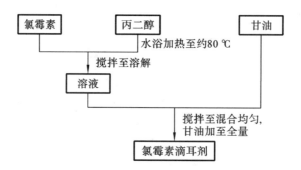

图 1-5　氯霉素滴耳剂处方 2 的制备工艺流程图

(3)性状:本品为无色或微黄色的黏稠澄明液体,味微苦。

(4)用途:用于急性和慢性中耳炎、急性和慢性外耳道炎。

(二)胶体型液体制剂的制备

1.胃蛋白酶合剂

(1)处方。

胃蛋白酶(1:3000)	3 g
稀盐酸	2 mL
甘油	20 mL
纯化水	加至 100 mL

(2)制法。

方法 1:取处方量 2/3 左右的纯化水与稀盐酸、甘油混合后,轻轻搅拌使混合均匀,将胃蛋白酶撒于液面上,让其自然膨胀,再加纯化水至全量,混合均匀,即得。制备工艺流程如图 1-6 所示。

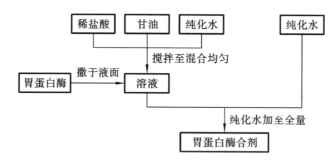

图 1-6　胃蛋白酶合剂制法 1 的制备工艺流程图

方法 2:取胃蛋白酶加稀盐酸研磨,加纯化水溶解后加入甘油,再加纯化水至全量,混匀,即得。制备工艺流程如图 1-7 所示。

(3)性状:本品为微黄色胶体溶液。

(4)用途:本品有助于消化蛋白,适用于肠胃发酵性消化不良及胃酸缺乏等症状。

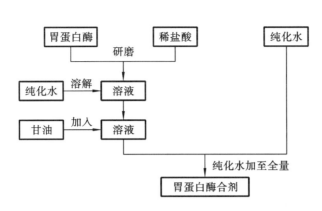

图 1-7　胃蛋白酶合剂制法 2 的制备工艺流程图

2．甲酚皂溶液

（1）处方。

甲酚	50 mL
软皂	50 g
纯化水	加至 100 mL

（2）制法：将甲酚、软皂和适量纯化水置于水浴中温热，搅拌至溶解，加入纯化水至全量。制备工艺流程如图 1-8 所示。

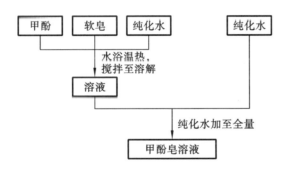

图 1-8　甲酚皂溶液的制备工艺流程图

（3）性状：本品为无色或灰棕黄色液体，有酚臭。

（4）用途：消毒防腐。用于消毒手（常用 1％～2％的水溶液）、敷料、器械和处理排泄物（常用 5％～10％的水溶液）等。

3．心电图导电胶

（1）处方。

氯化钠	6 g
淀粉	5 g
甘油	10 mL
尼泊金乙酯溶液（5‰）	0.3 mL
纯化水	加至 50 mL

（2）制法：取氯化钠溶于适量纯化水中，加入尼泊金乙酯溶液（5‰），加热至沸

5

腾。另取淀粉用少量纯化水搅拌至均匀,将上述氯化钠溶液趁热缓缓加入制成糊状,加入甘油,再加纯化水至全量。制备工艺流程如图1-9所示。

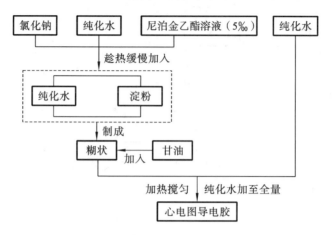

图1-9 心电图导电胶的制备工艺流程图

(3)性状:本品为具有流动性的无色黏稠液体。

(4)用途:用于心电图的检查。

4.羧甲基纤维素钠(CMC-Na)胶浆

(1)处方。

CMC-Na   0.3 g

琼脂   0.3 g

纯化水   加至50 mL

(2)制法:取CMC-Na分次撒在20 mL的纯化水上,轻轻搅拌使其分散均匀;另取琼脂加入20 mL热纯化水中,煮沸数分钟使琼脂溶解,两液趁热混合,再加入纯化水使成50 mL,搅拌即得。

制备工艺流程如图1-10所示。

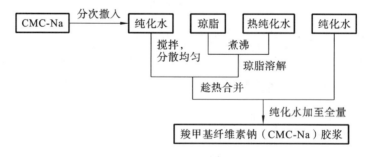

图1-10 羧甲基纤维素钠(CMC-Na)胶浆的制备工艺流程图

(3)性状:本品为无色黏稠液体。

(4)用途:可作为混悬剂制备的助悬剂。

NOTE

五、实验结果与讨论

（1）描述复方碘溶液（卢戈溶液）、单糖浆、氯霉素滴耳剂成品的外观性状，记录于表 1-1 中。讨论在制备溶液型液体制剂时，增加难溶性药物溶解度的方法。

（2）描述胃蛋白酶合剂、甲酚皂溶液、心电图导电胶、羧甲基纤维素钠（CMC-Na）胶浆成品的外观性状，记录于表 1-1 中。讨论亲水胶体的溶胀过程和胶溶过程。

表 1-1 溶液型与胶体型液体制剂质量检查结果

制剂	外观性状
复方碘溶液	
单糖浆	
氯霉素滴耳剂	
胃蛋白酶合剂	
甲酚皂溶液	
心电图导电胶	
羧甲基纤维素钠（CMC-Na）胶浆	

六、操作注意事项

（一）溶液型液体制剂

（1）溶液型液体制剂的制备通则。

①液体药物通常以容量计量，单位常用 mL 或 L 表示。固体药物通过称量计量，以 g 或 kg 表示。以液滴计数的药物，要用标准滴管，在 20 ℃时，1 mL 纯化水应为 20 滴，其重量误差应在 0.90～1.10 之间。

②药物称量时一般按处方顺序进行。有时亦需要变更，例如：麻醉药应最后称取，并进行核对和登记用量。量取液体药物后，应用少量纯化水荡洗量具，洗液合并于容器中，以避免药物的损失。

③处方组分的加入顺序。一般先加入潜溶剂、助溶剂和稳定剂等附加剂。难溶性药物应先加入，易溶性药物、液体药物及挥发性药物后加入。酊剂（特别是含树脂性药物）加入水溶液中时，速度要慢，且应边加边搅拌。

④为了加速溶解，可将药物研细，取处方溶剂的 1/2～3/4 总量来溶解，必要时可搅拌或加热。但受热不稳定的药物以及遇热反而难溶的药物则不宜加热。

⑤固体药物原则上宜另用容器溶解，以便必要时进行过滤。

⑥成品应进行质量检查，合格后选用洁净容器包装，并贴上标签（内服药用白底蓝字或白底黑字标签，外用药用白底红字标签）。

（2）碘的溶解度在水中为 1∶2950，加碘化钾可与碘生成易溶于水的络合物，同

NOTE

7

时使碘稳定不易挥发,并减少其刺激性。碘溶液为氧化剂,应储存于密闭玻璃具塞瓶内,不得直接与木塞、橡皮塞及金属塞接触。为避免被碘腐蚀,可加一层玻璃纸衬垫。

(3) 配制单糖浆时,蔗糖溶解后继续加热至 100 ℃,保持此温度的时间不可过久,以免引起过多的蔗糖转化,甚至产生焦糖使糖浆呈棕色。糖浆用精制棉过滤速度较慢,可用棉垫(二层纱布中间夹一层棉花)或多层纱布过滤,接触面大且过滤速度快。单糖浆需冷却后装入玻璃瓶,以免蒸汽冷凝下滴使糖浆表面浓度稀释而导致霉败,亦可加入 5% 乙醇或加入 0.03% 尼泊金类作防腐剂。

(4) 氯霉素在水中溶解度很小,每 100 mL 水只能溶解 0.25 g。其在甘油中的溶解度稍大,在乙醇中易溶,所以加乙醇可增加氯霉素的溶解度,也能防止天冷时析出。氯霉素甘油不能储存在大瓶内取用,因甘油易吸水,表面会有一层氯霉素析出,放置越久,析出越多,故应趁热分装在小瓶中,而且容器需充分干燥。用丙二醇配制时,应用 60% 的丙二醇作溶剂可不必加热,能直接溶解。

(二) 胶体型液体制剂

(1) 胃蛋白酶极易吸潮,故称量时宜迅速。处方中胃蛋白酶的活力应为 1∶3000,若用其他规格的胃蛋白酶则应折算。胃蛋白酶在 pH 1.5~2.0 时活性最强,盐酸的量超过 0.5% 时,会破坏其活性,亦不可直接加至未经稀释的稀盐酸及甘油中。处方中加入 20% 左右的甘油具有保持胃蛋白酶活力和调味的作用。操作中的强力搅拌以及用棉花、滤纸过滤等,都会影响本品的活性和稳定性。

(2) 甲酚原称煤馏油酚或称煤酚,与酚的性质相似,但杀菌力较酚强,在水中的溶解度小(1∶50)。甲酚皂溶液(来苏儿)的制备原理系采用钾肥皂增溶作用,使甲酚在水中的溶解度增至 1∶2,故该溶液是钾肥皂的胶体溶液。

(3) 心电图导电胶很容易染菌变质,一般应加入防腐剂。

(4) CMC-Na 胶浆本身无较大的治疗功效,有一定的黏稠性及保护作用。其在药剂生产中常被用作乳化剂、黏合剂、助悬剂等附加剂。胶浆剂容易染菌变质,不宜大量配制。CMC-Na 若先用少量的乙醇润湿,再按上述 CMC-Na 胶浆的制法则溶解更佳。

七、思考题

(一) 溶液型液体制剂

(1) 碘化钾在复方碘溶液处方中起何作用?

(2) 配制单糖浆时应注意哪些问题?

(3) 单糖浆中不加防腐剂时应注意哪些问题?

(4) 氯霉素滴耳剂为何采用乙醇与甘油的混合溶剂?

(二) 胶体型液体制剂

(1) 哪些因素可能影响胃蛋白酶合剂中胃蛋白酶的活力?上述两种制备方法制

NOTE

备的胃蛋白酶合剂中胃蛋白酶的活力有何不同？

（2）甲酚在水中溶解度为多少？为什么甲酚皂溶液中甲酚的溶解度可增至1∶2？

（3）醇和金属离子对心电图导电胶和 CMC-Na 胶浆等胶体溶液的制备有什么影响？

（李　卓）

NOTE

实验二 混悬型液体制剂的制备

一、实验目的

1. 掌握混悬剂的一般制备方法和质量评定方法。
2. 熟悉助悬剂、润湿剂、絮凝剂及反絮凝剂等在混悬剂中的应用。
3. 了解混悬剂的质量要求。

二、实验原理

混悬剂为难溶性固体药物以微粒状态分散于分散介质中形成的非均相体系。药物微粒大小一般在 $0.5 \sim 10\ \mu m$ 之间,有时可达 $50\ \mu m$,属于热力学不稳定的粗分散体系,也有一些混悬剂以干粉形式存在,临用时加水或其他液体分散介质,制成高含量的混悬剂。可供口服、外用和注射用。

由于重力作用,混悬剂中的微粒在静置时会发生沉淀,其沉降速度符合斯托克斯定律:

$$v = \frac{2r^2(\rho_1 - \rho_2)g}{9\eta} \tag{2-1}$$

式中:v 为微粒沉降速度,cm/s;r 为微粒半径,cm;ρ_1,ρ_2 分别为分散相和分散介质的密度,g/cm^3;g 为重力加速度,cm/s^2;η 为分散介质的黏度,mPa·s。

由式(2-1)可见,微粒的沉降速度与 r^2 和 $(\rho_1 - \rho_2)$ 成正比,与 η 成反比。减小微粒半径,增加分散介质的黏度,均可降低微粒的沉降速度,增加混悬剂的稳定性。

混悬剂的质量要求:①微粒应细腻,分散均匀,沉降速度缓慢;②沉降后不结块或微粒沉降后轻摇易再分散均匀,微粒大小及液体的黏度均应符合用药要求,易于倾倒且分剂量准确;③黏度应有一定的要求;④外用混悬剂应易于涂布,且不易被擦掉或流失。

混悬剂的稳定剂一般分为三类:①助悬剂;②润湿剂;③絮凝剂与反絮凝剂。

助悬剂可增加分散介质的黏度,能降低微粒的沉降速度,制成稳定的混悬剂。但用量过大时,可影响制品的倾倒,口服还会产生不良味道和延长在口中滞留的时间。

润湿剂通常是 HLB 值为 $7 \sim 9$ 的表面活性剂,如聚山梨酯-80 等,能降低固-液相的界面张力,改善药物的润湿与分散,但用量应适当,否则使微粒下沉后结块,不易摇匀。

絮凝剂是一类能中和微粒电荷,降低微粒 Zeta 电位至一定程度,使微粒发生絮凝的电解质。加入絮凝剂后,絮凝物振摇后易再分散,解决了微粒沉淀后形成紧密的饼块难以再分散的难题。反絮凝剂则能增加微粒的 Zeta 电位,使微粒间斥力增加,使液体保持较低黏度和良好的流动性或涂展性。

混悬剂的制备方法有分散法(加液研磨法)和凝聚法(物理凝聚法和化学凝聚法)。

加液研磨法 取药物 1 份加液体 0.4~0.6 份研磨,同时加入适量的润湿剂,能产生很好的分散效果。

物理凝聚法 一般将药物制成热饱和溶液,在搅拌下加至另一种不溶性液体中,使药物快速结晶,可制成 10 μm 以下的微粒,再将微粒分散于适宜的介质中制成混悬剂。

化学凝聚法 用化学反应法使两种药物生成难溶性药物的微粒,再混悬于分散介质中制备混悬剂的方法。

三、实验材料与仪器

1. 实验材料 炉甘石、氧化锌、甘油、羧甲基纤维素钠、沉降硫磺、硫酸锌、樟脑醑、磺胺嘧啶、三氧化铝、枸橼酸、枸橼酸钠、蒸馏水、氢氧化钠、苯甲酸钠等。

2. 实验仪器 研钵、具塞量筒(50 mL)、烧杯(100 mL,200 mL)、量筒(50 mL)、滴管、玻棒、普通天平等。

四、实验内容

(一)炉甘石洗剂(加液研磨法)

1. 炉甘石洗剂的处方 见表 2-1。

表 2-1 不同炉甘石洗剂处方组成

处方组成	I	II	III	IV
炉甘石(120 目)/g	4	4	4	4
氧化锌(120 目)/g	4	4	4	4
甘油/mL	5	5	5	5
羧甲基纤维素钠/g				0.25
三氯化铝/g		0.1		
枸橼酸钠/g			0.25	
蒸馏水加至/mL	50	50	50	50

NOTE

2．炉甘石洗剂的配制方法

（1）处方Ⅰ、Ⅱ、Ⅲ的配制：称取处方量的炉甘石、氧化锌，置于研钵中，分别加适量甘油研成糊状，慢慢加蒸馏水，边加边研磨然后转移至刻度试管中，用蒸馏水荡洗研钵2～3次，荡洗液一并转移，按处方量加入三氯化铝或枸橼酸钠，补加蒸馏水至全量，振荡均匀即得。

（2）处方Ⅳ的配制：将处方量助悬剂（羧甲基纤维素钠）置于研钵中，加入适量水研磨成胶浆后，其他制法同（1）。

3．质量评定

（1）测定沉降容积比 $F(H_u/H_0)$：量取配制好的各洗剂 50 mL 于具塞量筒中，密塞，振摇，记录初始高度 H_0，再分别记录放置 5 min、10 min、20 min 和 60 min、120 min、360 min 后的沉降物高度 H_u，然后以沉降容积比 $F(H_u/H_0)$ 为纵坐标，时间 t 为横坐标，绘制沉降曲线图。

（2）沉降物的再分散性。

取上述已测定沉降容积比的各洗剂，密塞后倒置，再翻转（一反一正算一次，翻动时用力应均匀），分别记录沉降物均匀分散时的翻转次数。

4．作用与用途

有轻度收敛止痒作用，局部涂搽用于急性湿疹、亚急性皮炎。

（二）复方硫磺洗剂（加液研磨法）

1．复方硫磺洗剂处方

沉降硫磺	3.0 g
硫酸锌	3.0 g
樟脑醑	25 mL
羧甲基纤维素钠	0.5 g
甘油	10 mL
蒸馏水	加至 100 mL

2．复方硫磺洗剂的配制方法

取沉降硫磺置于乳钵中加入甘油研匀，另取羧甲基纤维素钠用 20 mL 水制成胶浆，搅拌下缓缓加入研钵中研匀；再缓缓加入硫酸锌水溶液（15％）20 mL，研匀，然后按处方量加入樟脑醑等其他成分，边加边研，最后加适量蒸馏水至全量，即得。

3．作用与用途

治疗痤疮、疥疮、皮脂溢出及酒糟鼻。

五、实验结果与讨论

（1）测定炉甘石洗剂各处方的沉降容积比 $F(H_u/H_0)$，将结果填入表 2-2 中。以沉降容积比 $F(H_u/H_0)$ 为纵坐标，时间 t 为横坐标，绘制沉降曲线图。

表 2-2　炉甘石洗剂的沉降容积比测定数据

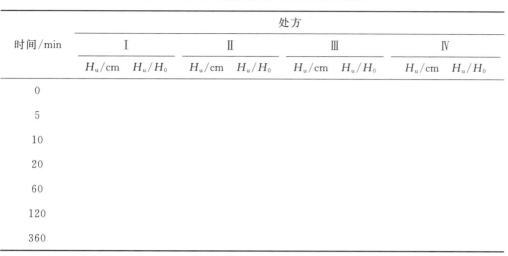

时间/min	处方							
	Ⅰ		Ⅱ		Ⅲ		Ⅳ	
	H_u/cm	H_u/H_0	H_u/cm	H_u/H_0	H_u/cm	H_u/H_0	H_u/cm	H_u/H_0
0								
5								
10								
20								
60								
120								
360								

注：H_0 为混悬剂的初始高度；H_u 为混悬剂沉降物的高度。

（2）取上述已测定沉降容积比的各洗剂，密塞后倒置，再翻转（一反一正算一次，翻动时用力应均匀），分别记录沉降物均匀分散时的翻转次数，将结果记录在表 2-3 中。

表 2-3　炉甘石洗剂的再分散性

处方	翻转次数
Ⅰ	
Ⅱ	
Ⅲ	
Ⅳ	

（3）观察外观，记录复方硫磺洗剂中微粒的混悬状态。

六、操作注意事项

（1）炉甘石洗剂中炉甘石和氧化锌应混合并过 120 目筛。炉甘石是氧化锌与少量氧化铁的混合物，按规定，炉甘石按干燥品计算含氧化锌不得少于 40%。氧化锌和炉甘石为典型的亲水性药物，能被水湿润，故先加入适量分散介质研成细腻糊状，可以防止微粒凝聚，振摇时易悬浮。

（2）炉甘石洗剂属于混悬型液体制剂，若制备不当或助悬剂使用不当，则不易保持良好的悬乳状态，并且涂用时也会有砂砾感。久储颗粒聚结，振摇也不易再分散。改进本品的悬浮状态有多种措施，如：①应用高分子物质（如纤维素衍生物等）作助悬剂；②加絮凝剂，常用 0.25～0.5 mmol/L 的三氯化铝作絮凝剂或 0.5% 枸橼酸钠作反絮凝剂，亦可同时与适宜的助悬剂联合使用等。

（3）硫磺为强疏水性物质，不易被水润湿，且表面吸附有空气，给制备混悬剂带

 NOTE

13

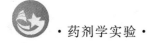

来困难。应加入润湿剂甘油,充分研磨,使其吸附于微粒表面,增加亲水性,利于硫磺的分散。樟脑醑中含有乙醇,能使硫磺润湿,故可将硫磺先用樟脑醑润湿。

(4)樟脑醑含樟脑 0.09%~0.11%、乙醇 80%~87%,遇水易析出樟脑。配制时应以细流缓缓加入混合液中,并急速搅拌,使樟脑醑不至析出大的颗粒。

七、思考题

(1)混悬剂的稳定性与哪些因素有关?

(2)亲水性药物和疏水性药物在制备混悬液时有何不同?

(杨小云)

实验三　乳剂型液体制剂的制备

一、实验目的

1. 掌握乳剂的一般制备方法和乳剂类型的常用鉴别方法。
2. 熟悉混合乳化剂 HLB 的计算方法和影响乳剂稳定性的因素。
3. 了解乳化剂的种类。

二、实验原理

乳剂(也称乳浊液)是两种互不相溶的液体经乳化而形成的非均匀分散体系。被分散的液体称为分散相、内相或不连续相,一般直径为 $0.1 \sim 100\ \mu m$;包在液滴外面的液相称为分散介质、外相或连续相。乳剂可分成水包油(O/W)型或油包水(W/O)型,鉴别乳剂的类型常采用稀释法和染色镜检法。

乳剂是一种动力学及热力学不稳定的分散体系,故处方中除分散相和分散介质外,还必须加入乳化剂。当选用的乳化剂的 HLB 值符合油乳化所需的 HLB 值时,制得的乳剂比较稳定。由于用一种乳化剂时往往难以达到该要求,故通常将两种以上的乳化剂混合使用。混合乳化剂的 HLB 值可按下式计算:

$$\text{HLB}_{混合} = \frac{\text{HLB}_1 \cdot W_1 + \text{HLB}_2 \cdot W_2 + \cdots + \text{HLB}_n \cdot W_n}{W_1 + W_2 + \cdots + W_n} \qquad (3\text{-}1)$$

式中:HLB_1、HLB_2、$\cdots$、HLB_n 为各乳化剂的 HLB 值;W_1、W_2、$\cdots$、W_n 为各乳化剂的质量。

测定油乳化所需 HLB 值的方法,是将两种以上已知 HLB 值的乳化剂,按照公式以不同质量比例配成具有不同 HLB 值的混合乳化剂,然后与油制备成一系列乳剂,在室温条件或采用加速实验的方法(如离心法)观察所制乳剂的乳析速度。稳定性最佳的乳剂所用的混合乳化剂的 HLB 值,即为该油乳化所需的 HLB 值。

常用的乳化剂包括各种表面活性剂,如阿拉伯胶、西黄蓍胶等。一般根据混合乳化剂的 HLB 值和油乳化所需 HLB 值来选择乳化剂。小量制备乳剂时,可采用在研钵中研磨或瓶内振摇等方法。但大量生产乳剂时,则采用搅拌机、乳匀机和胶体磨。

乳剂的制备方法主要有干胶法、湿胶法、新生皂法、机械法。制备工艺流程如图 3-1 至图 3-4 所示。

三、实验材料与仪器

1. 实验材料　液状石蜡、阿拉伯胶、西黄蓍胶、聚山梨酯-80、氢氧化钙、5%羟苯乙酯醇溶液、蒸馏水、花生油等。

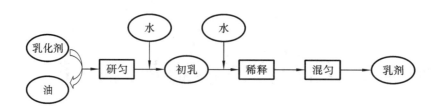

图 3-1　干胶法制备乳剂的工艺流程图

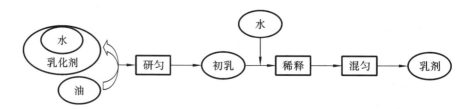

图 3-2　湿胶法制备乳剂的工艺流程图

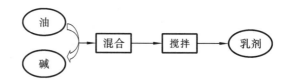

图 3-3　新生皂法制备乳剂的工艺流程图

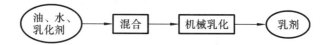

图 3-4　机械法制备乳剂的工艺流程图

2. 实验仪器　研钵、量筒（50 mL）、滴管、玻棒、离心机、显微镜、载玻片、普通天平等。

四、实验内容

（一）液状石蜡乳（O/W）

1. 液状石蜡乳（O/W）处方

液状石蜡	12 mL
阿拉伯胶（细粉）	4 g
西黄蓍胶（细粉）	0.5 g
5％羟苯乙酯醇溶液	0.1 mL
蒸馏水	加至 30 mL

2. 液状石蜡乳（O/W）配制方法

（1）干胶法：将阿拉伯胶粉与西黄蓍胶粉置于干燥研钵中，加入液状石蜡，研匀,加蒸馏水 8 mL,迅速沿一个方向研磨,直至产生"噼啪"的乳滴破裂声,形成浓厚的乳状液,即成初乳。再加蒸馏水 5 mL 研磨后,加入 5％羟苯乙酯醇溶液,补加蒸馏水至全量,研匀即得。

（2）湿胶法:取 8 mL 蒸馏水置于适宜的烧杯中,加入处方量的阿拉伯胶粉与西黄蓍胶粉配成胶浆,置于研钵中,作为水相,再将 12 mL 液状石蜡分次加入水相中,边加边研磨,至产生"噼啪"声,形成浓厚的乳状液,即成初乳。加入 5%羟苯乙酯醇溶液,补加蒸馏水至全量,研匀即得。

3．作用与用途

本品为轻泻剂,用于治疗便秘,特别适用于高血压、动脉瘤、疝气及手术后便秘的患者,可以减轻排便痛苦。

（二）鱼肝油乳剂（O/W）

1．鱼肝油乳剂（O/W）处方

鱼肝油	26 mL
阿拉伯胶（细粉）	6.5 g
西黄蓍胶（细粉）	0.8 g
1%糖精钠溶液	0.5 mL
香精	适量
5%羟苯乙酯醇溶液	0.1 mL
蒸馏水	加至 100 mL

2．鱼肝油乳剂（O/W）配制方法（干胶法）

将阿拉伯胶粉与鱼肝油共置于干燥研钵内,研匀后,一次加入 13 mL 蒸馏水,迅速不断用力沿同一方向研磨制成初乳。加入 1%糖精钠溶液、香精、5%羟苯乙酯醇溶液,再缓缓加入西黄蓍胶胶浆,最后加蒸馏水至 100 mL,研匀,即得。（西黄蓍胶胶浆的制备:取西黄蓍胶粉置于干燥容器中,加乙醇 1 mL,摇匀,加蒸馏水 10 mL,用强力摇匀。）

3．作用与用途

本品为营养药,用于维生素 A、维生素 D 缺乏症。

（三）豆油乳

1．豆油乳处方

大豆油（$\rho=0.91$）	6 mL
聚山梨酯-80	3 mL
蒸馏水	适量
共制成	50 mL

2．豆油乳配制方法（干胶法）

取聚山梨酯-80 与大豆油共置于干燥研钵内,研匀后,加入蒸馏水 4 mL 研磨至初乳形成。然后用蒸馏水将初乳分次转移至带刻度的烧杯中,加蒸馏水全 50 mL,搅匀即得。

3. 作用与用途

本品具有营养、保护、润滑等作用,可用于胃溃疡的辅助治疗。

（四）石灰搽剂（W/O）

1. 石灰搽剂（W/O）处方

氢氧化钙溶液	10 mL
花生油	10 mL
共制成	20 mL

2. 石灰搽剂制法（新生皂法）

取氢氧化钙溶液与花生油共置于具塞三角瓶中,加盖用力振摇至乳剂生成。

3. 作用与用途

本品用于轻度烫伤。具有收敛、保护、润滑、止痛等作用。

（五）乳剂类型鉴别

1. 稀释法 取试管 4 支,分别加入液状石蜡乳、石灰搽剂、鱼肝油乳剂、豆油乳各 1 滴,再加入蒸馏水约 5 mL,振摇,翻转数次,观察混合情况,并判断乳剂所属类型(能与水均匀混合者为 O/W 型乳剂,反之则为 W/O 型乳剂)。

2. 染色镜检法 将液状石蜡乳、石灰搽剂、鱼肝油乳剂、豆油乳分别涂在载玻片上,用苏丹红溶液(油溶性染料)和亚甲蓝溶液(水溶性染料)各染色一次,在显微镜下观察并判断乳剂所属类型(能与苏丹红溶液均匀分散者为 W/O 型乳剂,与亚甲蓝溶液均匀分散者为 O/W 型乳剂)。

（六）液状石蜡乳乳化所需 HLB 值的测定

1. 液状石蜡乳处方

处方见表 3-1。

表 3-1　液状石蜡乳中乳化剂的不同配比

处方	I	II	III	IV	V
液状石蜡/g	6	6	6	6	6
蒸馏水/mL	4	4	4	4	4
阿拉伯胶粉/g					2.0
西黄蓍胶粉/g	0.13	0.13	0.13	0.13	0.13
聚山梨酯-80/g	1.9	1.6	1.3	1.1	
司盘 80/g	0.1	0.4	0.7	0.9	

2. 液状石蜡乳的制备（干胶法）

按表 3-1 中 I～V 号处方量,分别将阿拉伯胶粉、西黄蓍胶粉、聚山梨酯-80、司盘 80 置于干燥研钵中,加入液状石蜡研匀。加入蒸馏水,连续用力地朝一个方向研磨至发出"噼啪"声,即制得初乳。上述初乳中分别加蒸馏水 35 mL,充分研匀后倒入 50 mL 具塞量筒中,加水至刻度,振摇分散均匀后,即得乳剂。静置,分别于

0 min、5 min、10 min、20 min、30 min、60 min、90 min 测量水层高度。

五、实验结果与讨论

（1）通过显微镜的观察乳滴的形态。

（2）将乳剂类型鉴定的实验结果记录于表 3-2。

表 3-2　乳剂类型鉴定的实验结果

处方	乳剂类型
处方 1（液状石蜡乳）	
处方 2（鱼肝油乳剂）	
处方 3（豆油乳）	
处方 4（石灰搽剂）	

（3）根据混合乳化剂 HLB 值的计算方法，计算液状石蜡乳各处方的 HLB 值（聚山梨酯-80 的 HLB 值为 15.0，司盘 80 的 HLB 值为 4.3，阿拉伯胶的 HLB 值为 8.0，西黄蓍胶的 HLB 值为 13.0），并记录各处方乳剂随时间的水层高度（表 3-3），分析其物理稳定性，以确定液状石蜡乳所需要的最佳 HLB 值范围。

表 3-3　不同配比乳化剂制得的液状石蜡乳放置后的水层高度

项目		Ⅰ	Ⅱ	Ⅲ	Ⅳ	Ⅴ
	HLB 值					
乳剂放置时间	0 min					
	5 min					
	10 min					
	20 min					
	30 min					
	60 min					
	90 min					

六、操作注意事项

（1）乳剂的制备关键是初乳的制备。制备初乳时，干胶法所用量器、容器必须干燥，油相与胶粉（乳化剂）充分研匀后，按油：胶：水为 3：1：2 的比例一次性加水，迅速朝同一方向用力研磨，否则不易形成 O/W 型乳剂，或形成后也不稳定；湿胶法制备初乳时，油相应分次加入水相中（少量多次，每次加入研匀后再加下一次），否则也不易形成 O/W 型乳剂，或形成后也不稳定。在制备初乳时加水量不可过多，过多则外相水液的黏度较低，不利于油分散成油滴，制备的乳剂不稳定，易破裂。湿胶法所用的胶浆（胶：水为 1：2）应提前配好，备用。必须待初乳形成后，再加水稀释。

（2）在制备鱼肝油乳剂时，阿拉伯胶乳化能力较弱，常与西黄蓍胶合用；西黄蓍

NOTE

19

胶可形成 O/W 型乳剂,一般与阿拉伯胶合用以增加乳剂的黏度,从而避免分层,混合比例应为西黄蓍胶 1 份,阿拉伯胶 8~16 份。

(3)聚山梨酯为非离子型表面活性剂,商品名吐温(Tweens),为黏稠的黄色液体,对热稳定,但在酸、碱和酶的作用下会水解。聚山梨酯-80 的 HLB 值为 15.0,适合制备 O/W 型乳剂。

(4)石灰搽剂系氢氧化钙溶液与花生油中所含的少量游离脂肪酸经皂化反应形成钙皂,再乳化花生油而生成的 W/O 型乳剂。

七、思考题

(1)影响乳剂稳定性的因素有哪些?

(2)石灰搽剂的乳化剂是什么?属于何种类型的乳剂?

(3)如何判断乳剂的类型?

(4)测定油乳化所需 HLB 值有何意义?

（杨小云）

NOTE

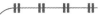

实验四 注射剂的制备及质量评价

一、实验目的

1. 掌握注射剂生产的工艺流程及操作要点。
2. 熟悉注射剂质量检查的方法和增加易氧化药物注射液稳定性的常用方法。
3. 了解注射剂的无菌保证工艺及无菌生产工艺验证。

二、实验原理

注射剂指原料药物与适宜辅料制成的供注入体内的无菌液体制剂。维生素 C 注射液为维生素 C 的灭菌水溶液,无色至微黄色澄明液体,《中国药典》2015 年版规定该注射剂含维生素 C($C_6H_8O_6$)应为标示量的 93.0%～107.0%。

(一)维生素 C 的稳定性及处方设计

维生素 C(vitamin C),又名抗坏血酸,化学名 L-(＋)-苏阿糖型-2,3,4,5,6-五羟基-2-己烯酸-4-内酯,或 3-氧代-L-古罗糖酸呋喃内酯,相对分子质量为 176.13,原料药为白色结晶或结晶性粉末,无臭,味酸,久置颜色渐变微黄。易溶于水,水溶液呈酸性,略溶于乙醇,不溶于三氯甲烷或乙醚,熔点 190～192 ℃。

大量文献报道,维生素 C 临床可用于防治维生素 C 缺乏症、感冒,抢救克山病、重金属中毒、重度贫血等。随着研究的不断深入,也发现其有治疗口腔溃疡、过敏性疾病、精神类疾病、色素沉着类疾病的作用,同时具有清除自由基、抗肿瘤等功效。维生素 C 的分子结构如图 4-1 所示。

图 4-1 维生素 C 的分子结构

维生素 C 是一种含有 6 个碳原子的酸性多羟基化合物,在干燥状态下较稳定,但在有氧条件、潮湿状态或溶液中,其分子结构中的烯二醇式结构先被氧化,生成脱氢抗坏血酸,脱氢抗坏血酸可水解为 2,3-二酮古洛糖酸,接着进一步氧化、断裂,生成 L-丁糖酸和草酸,该反应过程可以被氧、光、金属离子等催化。氧化反应式如图 4-2 所示。

21

图 4-2　维生素 C 在有氧条件下的降解

根据给药途径和药物的特点,处方设计时应着重考虑以下几个方面。

(1) 制剂的安全性,不产生有毒代谢产物。

(2) 制剂的有效性,保证活性成分不损失、不降低。

(3) 制剂的物理、化学及生物学稳定性,保证制剂在有效期内质量稳定。

(4) 工艺的可行性及生产成本。

(二) 注射剂的质量检查

溶液型注射剂应澄清;除另有规定外,混悬型注射剂中原料药物粒径应控制在 15 μm 以下,含 15～20 μm 的微粒不超过 10%,若有可见沉淀,振摇后易分散均匀,混悬型注射剂不得用于静脉注射或椎管内注射;乳状液型注射剂不得有相分离现象,不得用于椎管内注射;静脉用乳状液型注射剂中 90% 的乳滴粒径应在 1 μm 以下,不得有大于 5 μm 的乳滴。

注射剂的质量需符合《中国药典》2015 年版四部制剂通则中注射剂项下的共同规定,如装量、装量差异、渗透压、摩尔浓度、可见异物、不溶性微粒、无菌、细菌内毒素或热原等,每个具体的品种还应符合各自具体的规定,包括主药含量测定、pH 测定等,中药注射剂还需进行有关物质检查、重金属及有害元素残留量的检查。

(1) 可见异物检查法。按要求取规定量供试品,除去容器标签,擦净容器外壁,将供试品置于遮光板边缘处,在明视距离(供试品至人眼的清晰观测距离,通常为 25 cm),手持容器颈部,轻轻旋转和翻转容器(避免产生气泡),使可能存在的可见异物悬浮,分别在黑色和白色背景下目视检查,重复观察,总检查时限为 20 s。

(2) 装量检查法。供试品标示装量不大于 2 mL 者,取供试品 5 支,小心开启,避免损失,将内容物用相应体积的干燥注射器抽尽,缓慢连续注入经标化的量筒,不排尽针头中液体,室温下检视,每支的装量均不得少于其标示量。

也可用质量除以相对密度计算装量,准确量取供试品,精密称定,求出每 1 mL 供试品质量(即供试品的相对密度);用干燥注射器抽出或直接缓慢倾出供试品,精密称定内容物质量,再除以相对密度,得到相应装量。

(三) 热压灭菌器的使用

灭菌与无菌技术是无菌制剂质量的重要保证。通常,灭菌方法分为物理灭菌法、化学灭菌法和无菌操作法,根据被灭菌物品的特性采用一种或多种方法组合灭菌。

热压灭菌法是用高压饱和蒸汽加热杀灭微生物的方法,是湿热灭菌法中最可靠的灭菌方法,应用广泛。该法灭菌温度高,灭菌效果强,能杀灭所有的细菌繁殖体和芽孢,也可能破坏一些不稳定的药物,如本实验中的维生素 C 注射液就不适合用热压灭菌法。但该法作为一种常见、可靠的灭菌方法,在此做一些简要介绍。

下面以较为常见的蒸汽灭菌器为例,介绍其工作原理、主要构造和使用方法(图 4-3)。

其工作原理一般是加热灭菌室内的灭菌用水,使其产生蒸汽,排尽灭菌室内空气。待达到设定的灭菌温度后,保持恒温至灭菌时间,停止加热。灭菌完毕后,打开放气阀门,待压力恢复至大气压,温度下降后打开上盖,取出灭菌物品,妥善保存。

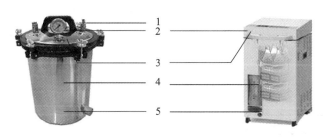

图 4-3　于提式灭菌器(左)和蒸汽灭菌器(右)构造图

注:1.安全阀门;2.压力指示/参数调节装置;3.上盖;4.灭菌物品安置桶;5.灭菌锅/柜身

三、实验材料与仪器

1. 实验材料　维生素 C、碳酸氢钠($NaHCO_3$)、亚硫酸氢钠($NaHSO_3$)、硫代硫酸钠($Na_2S_2O_3$)、依地酸二钠(EDTA-2Na)、亚甲蓝、注射用水、二氧化碳钢瓶等。

2. 实验仪器　烧杯(100 mL)、量筒(100 mL)、天平、垂熔玻璃漏斗、安瓿(2 mL)、灌注器或注射器、水浴装置、电炉、pH 计/pH 试纸、熔封仪、灯检仪器等。

四、实验内容

(一)维生素 C 注射液处方

维生素 C	104 g
碳酸氢钠	49 g
亚硫酸氢钠	2 g
依地酸二钠	0.05 g
注射用水	加至 1000 mL

(二)维生素 C 注射液制备方法

维生素 C 注射液制备流程如图 4-4 所示。

(1)准备注射用水。

NOTE

（2）容器清洗。5 mL 以下的安瓿，可采用甩水洗涤法，即将安瓿中灌满符合要求的纯化水，再将水甩出，反复几次，最后一次洗涤使用注射用水，洗净后灭菌烘干备用。若条件具备，可以采用加压气水喷射洗涤法，用符合洁净度要求的水和压缩空气交替喷入倒置的安瓿内进行洗涤，反复多次，灭菌烘干备用。

（3）药液配制。在配制容器中，加 80% 配制量的注射用水，通入二氧化碳驱氧，加维生素 C 溶解。分次缓慢加入碳酸氢钠，搅拌使其完全溶解。加入预先配制好的依地酸二钠溶液和亚硫酸氢钠溶液，搅拌均匀，调节溶液 pH 为 5.8～6.2，添加用二氧化碳饱和的注射用水至处方全量，用垂熔玻璃漏斗与膜滤器过滤。

（4）灌装、封口。将药液灌装于 2 mL 安瓿中，药液不沾安瓿瓶壁，溶液中通二氧化碳，并在二氧化碳或氮气流下灌装，随灌随封，熔封后的安瓿顶部应圆滑、无尖头、鼓泡或凹陷。

（5）灭菌检漏。封好口的安瓿用 100 ℃流通蒸汽灭菌 15 min，灭菌完毕立即将安瓿放入 1% 的冷亚甲蓝溶液中，挑出药液被染色的安瓿，其余安瓿擦干，供质量检查用。

（6）可见异物检查。在符合规定的灯检仪器下进行检查。

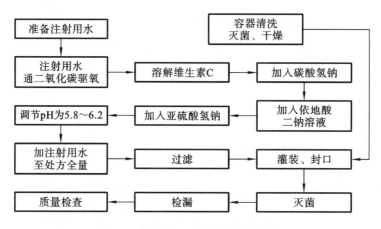

图 4-4　维生素 C 注射液制备流程图

五、实验结果与讨论

（1）详细叙述实验过程中观察到的现象、遇到的问题及解决方法。

（2）记录可见异物检查结果，填入表 4-1 中。

表 4-1　维生素 C 注射液可见异物检查结果

检查总支数	观察结果（支数）					合格产品支数
	玻璃	纤维	焦屑	其他	总支数	

六、操作注意事项

(1) 选择容积合适、质量过关的安瓿，根据具体情况进行容器和配制器具的洗涤、灭菌。洗净的容器应立即烘干，备用。对于质量好的安瓿，可以直接洗涤，质量较差的需要先做蒸煮处理再洗涤，即先向安瓿内灌入纯化水，经 100 ℃ 蒸煮，甩水后在控制区进行洗涤。

(2) 配液用所有容器应避免细菌、热原的污染，原辅料均应符合规定，根据原辅料纯度选择浓配法或稀配法。

(3) 制备过程中各个环节尽量减少药物与水和空气中氧的接触。一般采取将水煮沸、通惰性气体等方法，二氧化碳多用于去除水中氧，但要注意二氧化碳使水溶液变酸对于药物的影响；氮气可以用来去除容器中的氧。

(4) 灌封时药液不接触安瓿颈口，以免封口时炭化。手工熔封时，火焰应调节至细而呈蓝色，待安瓿颈烧红后用镊子向上夹去顶部，并在火焰中断丝。

(5) 本品的稳定性和灭菌温度有关。实验证明，用 100 ℃ 流通蒸汽灭菌 30 min 后其含量减少 3%，而 100 ℃ 流通蒸汽灭菌 15 min 后其含量减少 2%，故本实验选择 100 ℃ 流通蒸汽灭菌 15 min。但目前认为流通蒸汽灭菌 15 min 或 30 min 均难以杀灭芽孢，不能保证灭菌效果，因此操作过程应在无菌条件下进行，或先进行除菌过滤，严防污染。

七、思考题

(1) 根据实验结果，讨论易氧化药物的注射剂处方设计要点。
(2) 如何根据药物性质选择合适的抗氧化剂？

(吕晓洁)

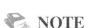

实验五　散剂、颗粒剂与胶囊剂的制备

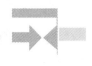

一、实验目的

1. 掌握散剂、颗粒剂和硬胶囊剂的制备方法及质量检查方法。
2. 熟悉固体粉末的研磨、混合、过筛等基本操作及常用器具的正确使用。
3. 了解手工填充法和板装法制备硬胶囊剂的方法。

二、实验原理

散剂、颗粒剂和胶囊剂是固体制剂的常见剂型。与液体制剂相比,固体制剂具有物理、化学稳定性好,生产成本较低,服用与携带方便的特点。

散剂、颗粒剂和胶囊剂的制备过程均经过粉碎、过筛、混合等单元操作。

(一) 散剂

散剂系指原料药物与适宜的辅料经粉碎、均匀混合制成的干燥粉末状制剂。散剂可分为口服散剂和局部用散剂。口服散剂一般溶于或分散于水、稀释液或其他液体中服用,也可直接用水送服。局部用散剂可供皮肤、口腔、咽喉和腔道等处应用;专供治疗、预防和润滑皮肤的散剂也可称为撒布剂或撒粉。

散剂的制备工艺一般包括粉碎、过筛、混合、分剂量、质量检查及包装等工序。常用的粉碎器械有流能磨、球磨机、粉碎机、研钵等,小量粉碎常用研钵。粉碎后的药物应过筛,以得到粒度适当、均匀的粉末。一般散剂中的药物均应通过 6 号筛(100 目),儿科或外科用散剂应通过 7 号筛(120 目)。混合是制备散剂的重要工艺过程,常用的混合方法有搅拌混合、研磨混合及过筛混合等。混合的均匀与否直接影响药物剂量的准确性和外观及疗效的好坏,而散剂中各组分的比例、粉碎度、混合时间及混合方法等,均影响混合的均匀性。混合时应注意以下几点。

(1) 散剂中各组分比例相差悬殊时,应采用等量递加混合法(又称配研法)进行混合,即将量小药物研细后,再加入等体积其他细粉研匀,如此倍量增加,混合至全部混匀,再过筛混合即可。

(2) 毒、剧药物剂量小,应添加一定比例的稀释剂,制成倍散。

(3) 含有少量液体成分时,应以少量吸收剂吸收后再与其他组分混合。

(4) 密度小的组分应先加入,再加密度大的组分混合。

(5) 含共熔组分的散剂,若共熔后不影响药效,可先共熔后再与其他固体组分混合。

散剂的质量检查主要有粒度、外观、干燥失重、水分、含量均匀度、装量差异、无菌及微生物限度等项目。

散剂制备工艺流程如图 5-1 所示。

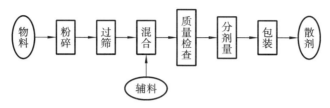

图 5-1　散剂制备工艺流程图

（二）颗粒剂

颗粒剂系指原料药物与适宜的辅料混合制成具有一定粒度的干燥颗粒状制剂。颗粒剂可分为可溶颗粒（通常称为颗粒）、混悬颗粒、泡腾颗粒、肠溶颗粒、缓释颗粒和控释颗粒等。颗粒剂应干燥，颗粒均匀，色泽一致，无吸潮、软化、结块等现象。其质量检查除主药含量、外观外还包括粒度、干燥失重、水分、溶化性、装量差异及微生物限度等项目。

颗粒剂制备工艺流程如图 5-2 所示。

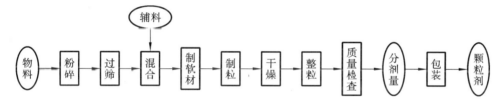

图 5-2　颗粒剂制备工艺流程图

（三）胶囊剂

胶囊剂系指原料药物与适宜辅料充填于空心胶囊或密封于软质囊材中制成的固体制剂，可分为硬胶囊剂、软胶囊（胶丸）剂、缓释胶囊剂、控释胶囊剂和肠溶胶囊剂，主要供口服用。

硬胶囊剂（通常称为胶囊）系指采用适宜的制剂技术，将原料药物或加适宜辅料制成的均匀粉末、颗粒、小片、小丸、半固体或液体等，充填于空心胶囊中制成的胶囊剂。胶囊剂的质量检查主要包括外观、水分、装置差异、崩解时限、溶出度、含量均匀度及微生物限度等项目。

硬胶囊剂制备工艺流程如图 5-3 所示。

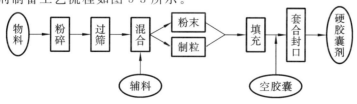

图 5-3　硬胶囊剂制备工艺流程图

NOTE

三、实验材料与仪器

1. 实验材料　薄荷脑、樟脑、氧化锌、硼酸、滑石粉、维生素 C、糊精、可溶性淀粉、酒石酸、50％乙醇、空心胶囊、液状石蜡等。

2. 实验仪器　普通天平、研钵、药筛（10 目、80 目、100 目）、尼龙筛（12 目）、放大镜、分析天平、白纸、玻璃板、洁净纱布、手工胶囊板等。

四、实验内容

（一）痱子粉的制备

1. 处方

薄荷脑	0.3 g
氧化锌	0.6 g
樟脑	0.3 g
硼酸	7.5 g
滑石粉	适量
共制成	50 g

2. 制法

取薄荷脑、樟脑混合研磨至共熔液化,先加少量滑石粉吸收研匀,再将硼酸、氧化锌研细粉（先分别过 100 目药筛）,加入上述混合物中研匀,最后加滑石粉至 50 g,过筛（100 目）混匀,即得。

3. 作用与用途

本品有收敛、止痒及吸湿等作用,用于痱子、汗疹等。薄荷脑与樟脑一起研磨可共熔,需先以少量滑石粉吸收后,再与其他组分混匀。处方中樟脑、薄荷脑具有清凉止痒作用,氧化锌可起收敛作用,硼酸具有轻微消毒、防腐作用,滑石粉可吸收皮肤表面的水分及油脂。

（二）维生素 C 颗粒剂的制备

1. 处方

维生素 C	2.5 g
糊精	25.0 g
可溶性淀粉	22.5 g
酒石酸	0.25 g
50％乙醇	适量
共制成	50 g

2. 制法

将维生素 C 过 100 目药筛,糊精、可溶性淀粉过 80 目药筛,按等量递加混合法将维生素 C 与辅料混匀,再将酒石酸溶于 50％乙醇中,分次加入上述混合物中,混匀,制软材(于塑料托盘中),过 12 目尼龙筛制粒,60 ℃以下干燥 30 min,整粒后即得。

3.作用与用途

本品用于防治由维生素 C 缺乏引起的疾病。维生素 C 用量较小,故混合时应采用等量递加混合法(又称配研法),以保证混合均匀。维生素 C 易氧化分解变色,制粒时间应尽量缩短,并用稀乙醇作润湿剂制粒,于较低温度下干燥,且应避免与金属器皿接触,并加入酒石酸(或用枸橼酸代替)作为金属离子螯合剂。

(三)硬胶囊剂的制备

利用"维生素 C 颗粒剂的制备"实验中制备的维生素 C 颗粒,选择适当规格的空胶囊,进行填充硬胶囊的练习。

1.手工操作法

将药物粉末置于白纸上,用药匙铺平并压紧,厚度约为胶囊体高度的 1/4 或 1/3;手持胶囊体,口垂直向下插入药物粉末,使药物粉末压入胶囊内,同法操作数次,至胶囊被填满,使其达到规定的质量后,套上胶囊帽,拇指和食指同时适当用力进行锁囊并确保锁合到位,用喷有少许液状石蜡的洁净纱布轻轻滚搓,擦去胶囊剂外面黏附的药粉。

2.板装法

手工胶囊板一般由以下部件组成:胶囊导向排列框 1 块、帽板 1 块、体板 1 块、中间板 1 块和刮粉板 1 个,如图 5-4 所示。

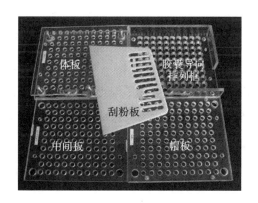

图 5-4　胶囊板组成部件示意图

板装法具体步骤如下。

(1)将体板平整放好,把胶囊导向排列框放在体板上,使排列框和体板的孔对齐,将胶囊体放入框内,端起体板和排列框上下/左右摆动(注意用手挡住排列框的缺口,以免胶囊体从缺口掉出),此时胶囊体会一一掉入体板胶囊孔中,再从缺口倒出多余胶囊体,去掉排列框。

(2)胶囊帽的排列与胶囊体的排列操作相同。

(3)填充粉剂。将药物粉末填充入体板,待胶囊体装满药物粉末后,刮去体板上多余药粉。

（4）将中间板中两边有缺口的面朝上，放至帽板上对齐，将两板同时翻转180°，扣至体板上对齐，轻压，翻转使体板向上，帽板朝下，从体板上方用力向下轻压几次，去掉体板，将中间板和帽板一起翻转180°，拿掉帽板，将锁好的胶囊从中间板上倒出，即得。

（四）质量检查

1. 散剂外观及均匀度检查

取痱子粉适量置于光滑白纸上，平铺约 5 cm²，将其表面压平，在亮处观察，应呈现均匀色泽，无花纹、色斑。

2. 颗粒剂的质量检查

（1）颗粒剂的粒度（《中国药典》2015 年版四部 0982"粒度和粒度分布测定法"的第二法）。

取维生素 C 颗粒剂约 25 g，称定质量，置于药筛内，过筛时使药筛处于水平状态，左右往返轻轻筛动 3 min。不能通过一号药筛（10 目）的颗粒和能通过五号药筛（80 目）的粉末总和，不得超过供试量的 15%。

（2）溶化性。

取维生素 C 颗粒剂 10 g，加热水（70～80 ℃）200 mL，搅拌 5 min，应全部溶解，允许有轻微浑浊，但不得有焦屑等异物。

3. 硬胶囊剂装量差异检查

取制备的硬胶囊剂 20 粒，分别精密称定质量，倾出内容物（不得损失囊壳），胶囊囊壳用小刷或其他适宜的用具拭净，再分别精密称定囊壳质量，求出每粒内容物的装量与平均装量。每粒装量与平均装量相比较，超出装量差异限度的不得多于 2 粒，且不得有 1 粒超出限度 1 倍。装量差异限度如表 5-1 所示。

表 5-1　硬胶囊剂装量差异限度

平均装量或标示装量/g	装量差异限度/（%）
<0.30	±10
≥0.30	±7.5

五、实验结果与讨论

将以上实验结果分别列于表 5-2、表 5-3 和表 5-4 中，并对实验结果进行分析。

表 5-2　散剂质量检查结果

制剂	外观	均匀度
痱子粉		

NOTE

表 5-3 颗粒剂质量检查结果

制剂	外观	粒度	溶化性
维生素 C 颗粒剂			

表 5-4 板装法制备硬胶囊剂质量检查结果

外观	平均装量	装量差异

六、操作注意事项

（1）薄荷脑与樟脑一起研磨可共熔，需先以少量滑石粉吸收后，再与其他组分混匀。

（2）手工填充硬胶囊剂时，所施压力应均匀，还应随时称量，以使每粒胶囊的装量准确。

七、思考题

（1）几种组分混合时有哪些混合的原则？

（2）影响维生素 C 稳定性的因素有哪些？在制备维生素 C 颗粒剂时应如何避免维生素 C 的氧化分解？

（3）硬胶囊剂的填充方法有哪几种？在填充过程中需要注意哪些问题？

（黄兴振）

NOTE

实验六 片剂的制备及质量检查（设计性实验）

一、实验目的

1. 掌握片剂的制备工艺、辅料及质量检查方法。
2. 熟悉片剂制备中易出现的质量问题及解决办法。
3. 了解压片机的种类和使用方法。

二、实验原理

片剂（tablets）是临床最常见，使用最广泛的药物剂型之一。片剂是由主药与适宜的辅料制成的圆形或异形的片状固体制剂。片剂的主药是发挥诊断、治疗或预防作用的主要物质。片剂的辅料（excipients）是片剂处方中除主药以外的所有物料的总称，包括稀释剂、黏合剂、崩解剂和润滑剂。片剂有很多类型，包括压制片、包衣片、泡腾片、咀嚼片、多层片、分散片、舌下片、口腔崩解片、口腔贴片、阴道片和缓释、控释片等。片剂的设计，需要根据患者和疾病的特点及药物的理化性质，选择适宜的片剂类型、片剂辅料和片剂制备方法，制备适宜的片剂。

（一）片剂的制备方法及辅料

片剂的制备方法包括两大类共四种：第一类是制粒压片法，包括湿法制粒压片和干法制粒压片；第二类是直接压片法，包括粉末直接压片和半干式颗粒压片。

1. 湿法制粒压片

湿法制粒压片是一种被广泛应用的片剂制备工艺，其不适宜于热敏性、湿敏性和极易溶性物料的制粒。制粒过程与颗粒剂相同，但颗粒剂制粒对粒度要求更严格。片剂制粒的目的主要是提高流动性、保证良好的压缩成形性，以确保后续压片顺利。

（1）湿法制粒压片的工艺流程：湿法制粒压片的工艺流程如图6-1所示。

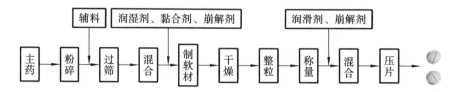

图 6-1 湿法制粒压片工艺流程图

(2) 湿法制粒压片常用辅料。

①稀释剂或填充剂:包括乳糖、蔗糖粉、微晶纤维素、预胶化淀粉和磷酸钙等。最常用乳糖(溶解性和相容性好)和微晶纤维素(可压性和相容性好,易混匀)。填充剂主要根据生产经验、填充剂价格及其与其他辅料的相容性选择。

②黏合剂:包括淀粉浆、聚维酮、糖浆、甲基纤维素、羧甲基纤维素钠、羟丙纤维素和聚乙二醇等。若水性黏合剂对药物稳定性有影响,可选用非水溶液或干黏合剂。黏合剂用量达到"握之成团,轻压即散"的状态,即以手掌上不粘粉为宜,过筛后的颗粒应完整,若细粉过多,表明黏合剂用量过少;若成条状,表明黏合剂用量过多。颗粒一般细而圆整,压片质量较好。颗粒过湿,压制的片剂硬度大;湿度过低,制备的片剂易松片。黏合剂里可以加入着色剂和矫味剂,使颗粒更有特色。

③崩解剂:包括干淀粉、低取代羟丙纤维素、羧甲淀粉钠、交联聚维酮和海藻酸钠等。崩解剂的加入方法有内加法、外加法和内外加法三种。内加法是在制备湿颗粒前加入,外加法是在压片前加入整粒后的颗粒中,内外加法是在制湿颗粒前和压片前各加一定比例。

④润滑剂:包括硬脂酸镁、滑石粉和富马酸硬脂酸钠等。硬脂酸镁最常用,用量为颗粒质量的 0.1%～1%。润滑剂一般是整粒后,通过筛网撒在颗粒上。

2. 干法制粒压片

若药物遇湿、热易降解,不能用湿法制粒压片时,可采用干法制粒压片。干法制粒压片要求药物或稀释剂必须有黏性,制粒时加入干黏合剂,使片剂硬度和脆碎度符合片剂质量要求。

(1) 干法制粒压片的工艺流程。

干法制粒压片是先将药物和辅料粉末在重压下压成大片,或使用粉末压缩机将粉末压成硬条,再将大片或硬条粉碎成颗粒,整粒,加润滑剂和崩解剂的压片方法。干法制粒压片的工艺流程如图 6-2 所示。

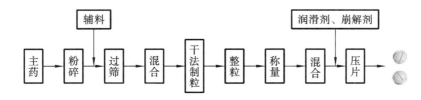

图 6-2 干法制粒压片工艺流程图

(2) 干法制粒压片的干黏合性辅料。

①稀释剂:常用预胶化淀粉、喷雾干燥乳糖和微晶纤维素等。

②干黏合剂:常用微晶纤维素和聚维酮 K30 等。

3. 粉末直接压片

粉末直接压片适用于对湿、热不稳定药物的压片。若粉末的流动性差,粉末直接压片容易造成片重差异大和片剂裂片。

（1）粉末直接压片的工艺流程：粉末直接压片的工艺流程如图 6-3 所示。

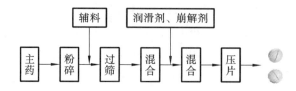

图 6-3　粉末直接压片工艺流程图

（2）粉末直接压片的常用辅料。

①稀释剂或填充剂：常用预胶化淀粉、微晶纤维素、喷雾干燥乳糖等。

②干黏合剂：常用微晶纤维素和聚维酮 K30 等。

③崩解剂：常用干淀粉、低取代羟丙纤维素、交联羧甲基纤维素钠和交联聚维酮等。

④润滑剂和助流剂：常用微粉硅胶。

4. 半干式颗粒压片

半干式颗粒压片法是指药物粉末与预先制备好的空白辅料颗粒混合后压片的方法。半干式颗粒压片适用于对湿和热敏感，压缩成形性差的药物，可借助辅料的优良压缩特性压片。半干式颗粒压片的缺点是空白颗粒与药物粉末粒度存在差异，不易混匀，容易分层。半干式颗粒压片的工艺流程如图 6-4 所示。

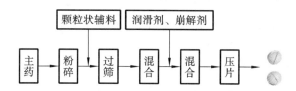

图 6-4　半干式颗粒压片工艺流程图

（二）压片机

片剂制备由压片机完成，压片机的种类较多，但压片工作原理基本一致，步骤都是填料、移动上下冲、加压和出片。压片机（图 6-5）主要分为单冲压片机和旋转式压片机。压片过程中使用不同大小和形状的冲模（图 6-6），能压制出各种不同大小和形状的片剂。

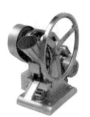 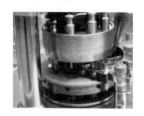

(a)单冲压片机　　(b)旋转式压片机

图 6-5　压片机

 NOTE

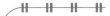

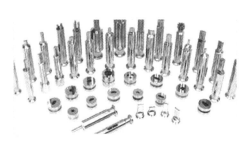

图6-6 不同形状和大小的片剂冲模

压片机的压片过程如图6-7所示。压片机下冲冲头部位由中模孔下端伸入中模孔中，封住中模孔的底(a)，利用加料器向中模孔中填充物料粉末或干颗粒(b)，上冲的冲头部位自中模孔上端落入中模孔(c)，并下行一定行程，将物料压制成片(d)，上冲提升出孔(e)，下冲上升将药片顶出中模孔(f)，完成一次压片过程，然后下冲降到原位，准备下一次物料填充。

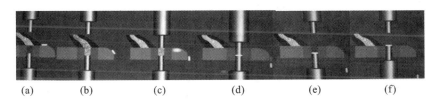

(a)　　(b)　　(c)　　(d)　　(e)　　(f)

图6-7 模拟压片过程示意图

（三）片剂的质量检查

片剂的质量检查包括外观、片重差异、硬度和脆碎度、含量均匀度及主药的含量测定、崩解时限、溶出度或释放度，检查方法参照《中国药典》2015年版要求。

三、实验材料与仪器

1. 实验材料 对乙酰氨基酚（标准品、原料药品）、对乙酰氨基酚片（市售，溶出对照）、干淀粉、糖粉、糊精、预胶化淀粉、硬脂酸镁、滑石粉、聚维酮(PVP)、微晶纤维素、聚乙二醇4000、聚乙二醇6000、乙醇、胃蛋白酶、氢氧化钠、磷酸二氢钾、水等。

2. 实验仪器 精密天平、烘干箱、压片机、脆碎度检查仪、升降式崩解仪、片剂溶出仪、紫外-可见分光光度计、高效液相色谱仪、研钵、药筛（40目、80目和120目）、尼龙筛（14和16目）、烧杯、玻棒、容量瓶、吸管、试管、注射器、漏斗等。

四、实验内容

本实验以对乙酰氨基酚作为主药，设计制备对乙酰氨基酚片，并进行相应的质量检查。

（一）对乙酰氨基酚简介

对乙酰氨基酚（acetaminophen）又称扑热息痛（paracetamol），有解热镇痛作用，主要适用于治疗发热、头痛、关节痛、风湿痛、神经痛及偏头痛、痛经、手术后镇痛和癌

NOTE

痛及阿司匹林过敏或不耐受患者。对乙酰氨基酚的成人使用剂量为每次 0.3～0.6 g，每日 0.6～0.8 g，每日不宜超过 2 g，一疗程不宜超过 10 日；12 岁以下儿童，按每日 1.5 g/m² 体表面积分次服用。口服吸收迅速、完全，在体液内分布均匀，大部分经肝代谢，中间代谢产物对肝脏有毒，以葡萄糖醛酸结合物形式从肾脏排泄，半衰期一般为 1～4 h。

对乙酰氨基酚为白色结晶或结晶性粉末；无臭，味苦。本品易溶于热水和乙醇，难溶于水。熔点为 168～172 ℃。饱和水溶液 pH 为 5.5～6.5。本品的 pKa 为 9.7，在 45 ℃以下稳定，但如暴露在潮湿的条件下会水解成对氨基酚，对氨基酚可进一步氧化，生成醌亚胺类化合物，颜色逐渐变成粉红色至棕色，最后变成黑色。

（二）对乙酰氨基酚片的设计

（1）选择一种对乙酰氨基酚片的制备方法（湿法制粒压片、干法制粒压片、粉末直接压片或半干式颗粒压片）。

（2）筛选制备对乙酰氨基酚片的辅料（稀释剂、黏合剂、崩解剂和润滑剂）的种类和用量。

（三）对乙酰氨基酚片的制备

根据自己设计的处方和工艺制备对乙酰氨基酚片，包括称量、研磨、过筛、混合、制粒或不制粒、干燥和压片等过程。

（四）对乙酰氨基酚片的质量检查

按照下述方法进行对乙酰氨基酚片的质量检查。

1. 外观检查

片剂表面应完整、光洁、无杂斑、无异物和色泽均匀。

2. 片重差异检查

片重差异检查的主要仪器是精密天平。《中国药典》2015 年版片重差异的检查方法规定：①用精密天平称同一批次 20 片片剂的总质量，求平均片重；②再分别精密称出每片片重；③判别标准：超限度片重不得多于 2 片，不允许有 1 片片重超限度一倍。凡规定检查含量均匀度的片剂，一般不再进行片重差异检查。片剂片重差异限度标准如表 6-1 所示。

表 6-1 片重差异限度标准

平均片重或标示片重/g	重量差异限度/(%)
<0.30	±7.5
≥0.30	±5

3. 硬度和脆碎度检查

片剂具有足够的硬度，才能保证片剂在包装、运输和储存过程中完整和不破碎。硬度又与片剂的崩解和溶出紧密相关，进而影响药物的起效时间和疗效。因此，检查片剂的硬度是评价片剂质量的重要指标之一。片剂硬度检查常使用片剂硬度仪

(图 6-8)或片剂四用测定仪(图 6-9)(测定片剂的硬度、脆碎度、崩解时限和溶出度)。普通片剂硬度一般在 30～40 N 为合格。

脆碎度是指片剂受到震动或摩擦之后引起的破碎程度,反映片剂的抗磨损能力,是非包衣片质量检查的重要项目。片剂的脆碎度检查常使用片剂脆碎度检查仪(图 6-10)或片剂四用测定仪。

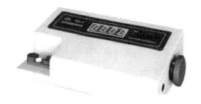

图 6-8　片剂硬度仪

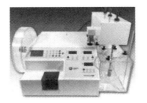

图 6-9　片剂四用测定仪

脆碎度检查方法:片重为 0.65 g 或以下者取若干片,使其总质量约为 6.5 g;片重大于 0.65 g 者取 10 片。用吹风机吹去片剂脱落的粉末,精密称量,置圆筒中,转动 100 次,转速为(25±1) r/min。取出,同法除去粉末,精密称量,减失质量不得超过 1%,且不得检出断裂、龟裂及粉碎的片。本实验一般仅做 1 次。如减失质量超过 1%,应复测 2 次,3 次的平均减失质量不得超过 1%,并不得检出断裂、龟裂及粉碎的片。对易吸水的制剂,操作时应注意防止吸湿(通常控制相对湿度小于 40%)。

4. 崩解时限检查

崩解系指片剂在规定条件下全部崩解溶散或成碎粒,除不溶性包衣材料外,应全部通过筛网。如有少量不能通过筛网,但已软化或轻质上漂且无硬心者,可作为符合规定。除另有规定外,凡规定检查溶出度、释放度或分散均匀性的片剂,不再进行崩解时限检查。片剂崩解时限检查采用升降式崩解仪(图 6-11)。

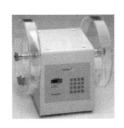

图 6-10　片剂脆碎度检查仪

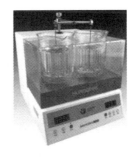

图 6-11　升降式崩解仪

崩解时限检查方法:将升降式崩解仪的吊篮悬挂于支架上,浸入 1000 mL 烧杯中,并调节吊篮位置使其下降至低点时筛网距烧杯底部 25 mm,烧杯内盛有温度为(37±1) ℃的水,调节水位高度使吊篮上升至高点时筛网在水面下 15 mm 处,吊篮顶部不可浸没于溶液中。取 6 片片剂,分别置于吊篮的玻璃管中,启动崩解仪进行检查,升降的金属支架上下移动距离为(55±2) mm,往返频率为 30～32 次/分。各片均应在 15 min 内全部崩解。如有 1 片不能完全崩解,应另取 6 片复试,且均应符

NOTE

合规定。

5. 含量均匀度检查及含量测定

含量均匀度检查及含量测定通常采用高效液相色谱法测定。一般根据片剂中主药的理化性质进行前期处理,得到样品,选择适宜的流动相,进样,测定。片剂含量测定是测定平均含量,易掩盖小剂量药物由于混合不均匀造成的每片含量差异。

片剂每一个单剂标示量小于 25 mg 或主药含量小于每一个单剂质量 25% 者,均应检查含量均匀度。凡检查含量均匀度的片剂,一般不再检查片重差异。

片剂含量均匀度检查方法:取 10 片片剂,分别测定每一个单剂以标示量为 100 的相对含量 X_i,求其均值 $\overline{X}$ 和标准差 S $\left(S = \sqrt{\dfrac{\sum\limits_{i=1}^{n}(x_i - \overline{X})^2}{n-1}} \right)$ 以及标示量与均值之差的绝对值 $A(A = |100 - \overline{X}|)$;判别标准:若 $A + 2.2S \leqslant L$,则供试品的含量均匀度符合规定;若 $A + S > L$,则供试品的含量均匀度不符合规定;若 $A + 2.2S > L$,且 $A + S < L$,则应另取供试品 20 片复试。根据初、复试结果,计算两次共 30 个单剂的相对含量均值 $\overline{X}$、标准差 S 和标示量与均值之差的绝对值 A;判别标准:当 $A \leqslant 0.25L$ 时,若 $A^2 + S^2 \leqslant 0.25L^2$,则供试品的含量均匀度符合规定;若 $A^2 + S^2 > 0.25L^2$,则供试品的含量均匀度不符合规定。当 $A > 0.25L$ 时,若 $A + 1.7S \leqslant L$,则供试品的含量均匀度符合规定;若 $A + 1.7S > L$,则供试品的含量均匀度不符合规定。上述判别标准中 L 为规定值(20.0)。

6. 溶出度测定

溶出度系指活性药物从片剂中在规定条件下溶出的速率和程度,在缓释片、控释片和肠溶片中也称释放度。通常使用片剂溶出仪(图 6-12)测定溶出度与释放度。

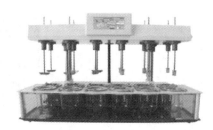

图 6-12 片剂溶出仪

注:左侧 6 个为搅拌桨装置,右侧 6 个为转篮装置。

(1)溶出度测定方法。

除另有规定外,各溶出杯内分别加入经脱气处理的溶出介质 900 mL,实际量取的体积与规定体积的偏差应在 ±1% 范围之内。待溶出介质温度恒定在(37±0.5)℃后,取同一批次的片剂 6 片。如为转篮法,将片剂分别投入 6 个干燥的转篮内,将转篮降入溶出杯中;如为搅拌桨法,分别直接投入 6 个溶出杯内;注意避免供试品表面产生气泡。介质接触到片剂后,立即按规定的转速启动仪器,同时开始计时。至规定时间取样(实际取样时间与规定时间的差异不得超过 ±2%),吸取溶出液适量(取样位置应在转篮或搅拌桨叶顶端至液面的中点,距溶出杯内壁 10 mm 处。需多次取样时,所量取溶出介质的体积之和应在溶出介质总体积的 1% 之内,如超过总体积的 1% 时,应及时补充相同体积的温度为(37±0.5)℃的溶出介质,或在计算时加以校正)。取出的溶出液立即用微孔滤膜过滤,自取样至过滤应在 30 s 内完成。取澄清续滤液,照规定方法测定含量,计算每片的溶出量。

(2)结果判定。

普通片剂符合下述条件之一者,可判定为符合规定:①6 片中,每片的溶出量按标示量计算,均不低于规定限度 Q;②6 片中,如有 1~2 片低于 Q,但不低于 $Q-10\%$,且其平均溶出量不低于 Q;③6 片中,有 1~2 片低于 Q,其中仅有 1 片低于 $Q-10\%$,但不低于 $Q-20\%$,且其平均溶出量不低于 Q 时,应另取 6 片复试;初、复试的 12 片中有 1~3 片低于 Q,其中仅有 1 片低于 $Q-10\%$,但不低于 $Q-20\%$,且其平均溶出量不低于 Q。

以上结果判断中所示的 10%、20% 是指相对于标示量的百分率(%)。

(3)对乙酰氨基酚片溶出度测定。

①对乙酰氨基酚标准曲线的建立:量取稀盐酸 24 mL 加水至 1000 mL 配制成溶剂。精密称取 100 mg 对乙酰氨基酚置于 100 mL 的容量瓶中,加入溶剂定容,得 1 mg/mL 的标准原液 A;另取 5 mL 标准原液 A,加入 100 mL 的容量瓶中,用溶剂定容,得 50 μg/mL 标准原液 B。从标准原液 B 中精密吸取 0.4 mL、0.8 mL、1.2 mL、1.6 mL、2 mL 溶液至 10 mL 容量瓶中,用 0.04% 的氢氧化钠溶液定容,得浓度范围为 2~10 μg/mL 的对乙酰氨基酚系列标准溶液。采用紫外-可见分光光度法在波长 257 nm 处,以 0.04% 的氢氧化钠溶液为参比,测定系列标准溶液的吸光度,绘制对乙酰氨基酚系列标准溶液的吸光度与对应浓度的标准曲线图,求出标准曲线回归方程和 r 值。

②对乙酰氨基酚片溶出度的测定:采用转篮法进行测定,以稀盐酸 24 mL 加经脱气处理的水至 1000 mL 为溶出介质,量取 900 mL 溶出介质注入溶出杯内,加热使其温度在整个操作过程中保持(37±0.5)℃。调节转篮转速为 100 r/min。取 6 片对乙酰氨基酚片,分别投入 6 个转篮内,将转篮降入盛有溶出介质的溶出杯内,立即开始计时。分别于 2 min、5 min、10 min、15 min、20 min、30 min、45 min、60 min 时,取出溶出液 5 mL,并立刻补充同温度的等量溶出介质。样液经 0.8 μm 微孔滤膜过滤,精密量取续滤液 1 mL,加 0.04% 氢氧化钠溶液稀释至 50 mL,摇匀,以 0.04% 的氢氧化钠溶液为参比,在波长 257 nm 处测定吸光度。

③溶出量的计算及溶出曲线的绘制:根据测定的不同时间样品吸光度,在标准曲线上求出对应的样品浓度,计算各时间点的溶出量及累积溶出百分率,计算公式如下。

$$累积溶出百分率(\%)=\frac{每片片剂溶出的总量}{每片片剂的标示量}\times100\% \tag{6-1}$$

$$每片片剂溶出的总量 = C_nV_2+(C_1+C_2+\cdots+C_{n-1})V_1 \tag{6-2}$$

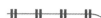

其中，C_n 为各时间点的样品浓度，V_1 为各时间点固定取样体积，V_2 为溶出介质体积。

以累积溶出百分率为纵坐标，溶出时间为横坐标，绘制溶出曲线。

五、实验结果与讨论

（一）对乙酰氨基酚片的设计与制备

请根据实验原理中片剂的制备方法和辅料特点，结合对乙酰氨基酚的理化性质，将自己设计的对乙酰氨基酚片制备方案记录于表 6-2 及表 6-3 中，并绘制制备工艺流程图。讨论采用下列四种方法制备对乙酰氨基酚片的可行性。

表 6-2　对乙酰氨基酚片的制备方法

对乙酰氨基酚片	湿法制粒压片	干法制粒压片	粉末直接压片	半干式颗粒压片
制备方法	是、否	是、否	是、否	是、否

表 6-3　对乙酰氨基酚片的辅料与处方组成（10 片）

处方	填充剂	黏合剂	崩解剂	润滑剂
名称				
质量				

（二）对乙酰氨基酚片的质量检查

1. 外观、片重差异、硬度、脆碎度、崩解度和含量测定

按照《中国药典》2015 年版片剂质量检查的要求，检查自己设计制备的对乙酰氨基酚片的外观、片重差异、硬度、脆碎度、崩解度和含量，结果记录在表 6-4 中。

表 6-4　对乙酰氨基酚片的质量检查结果

检查项目	记录次数			平均值	质量评价
	1	2	3		
外观					合格、不合格
片重差异					合格、不合格
硬度					合格、不合格
脆碎度					合格、不合格
崩解度					合格、不合格
含量测定					合格、不合格

2. 对乙酰氨基酚片的溶出度检查

（1）对乙酰氨基酚标准曲线。

将对乙酰氨基酚标准曲线的数据记录于表 6-5 中。

表 6-5 对乙酰氨基酚标准曲线

样品编号	1	2	3	4	5
浓度/(mg/L)	2	4	6	8	10
吸光度					
回归方程(r 值)					

(2)对乙酰氨基酚片溶出度。

将自制的对乙酰氨基酚片溶出度测定数据填入表 6-6 中,以累积溶出百分率为纵坐标,取样时间为横坐标,绘制溶出曲线,并将自制对乙酰氨基酚片 30 min 溶出量占标示量的百分比与规定限度进行比较。《中国药典》2015 年版规定 30 min 时每片溶出对乙酰氨基酚的限度为标示量的 80%。

表 6-6 对乙酰氨基酚片溶出度测定结果

指标	取样时间/min							
	2	5	10	15	20	30	45	60
吸光度								
浓度/(mg/L)								
累积溶出百分率/(%)								

六、操作注意事项

(1)应根据对乙酰氨基酚的理化性质及特点,筛选对乙酰氨基酚片的辅料和制备方法。

(2)选择湿法制粒压片时,注意淀粉浆、软材和颗粒制备的关键点。

(3)制备片剂时,应学会解决松片、裂片和黏冲问题。

(4)片剂质量检查时,严格执行《中国药典》2015 年版关于片剂质量检查的标准要求。

(5)对乙酰氨基酚的结晶不适于直接制粒,在压片过程中易导致裂片,因此应粉碎成细粉,以利于黏合剂与细粉接触,制成合格的湿颗粒。

(6)除片剂溶出仪的各项机械性能应符合规定外,还应用溶出度标准片对仪器进行性能确认实验,按照标准片的说明书操作,实验结果应符合标准片的规定。

(7)溶出实验时,应使用各品种项下规定的溶出介质,除另有规定外,室温下体积为 900 mL,并应新鲜配制和经脱气处理;如果溶出介质为缓冲液,当需要调节 pH 时,一般调节 pH 至规定 pH±0.05 范围内。

(8)溶出实验时,应按照各品种项下规定的取样时间取样,自 6 个溶出杯中完成取样的时间应在 1 min 内。

七、思考题

(1)片剂的制备方法有哪些?

NOTE

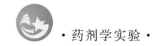

(2) 对乙酰氨基酚制粒时,有哪些注意事项?

(3) 下面举例的对乙酰氨基酚片处方中,加入硫脲的目的是什么?

(4) 片剂质量检查中,可能会产生哪些质量问题?解决办法有哪些?

(5) 片剂的溶出度与口服药物胃肠道的吸收有什么关系?

八、对乙酰氨基酚片制备举例

1. 对乙酰氨基酚片处方(湿法制粒压片)

对乙酰氨基酚	25 g
干淀粉	0.75 g
制淀粉浆用淀粉	2 g
硫脲	0.025 g
硬脂酸镁	1.7 g
制成	50 片

2. 淀粉浆的制备

将硫脲溶于温水中,再加入制淀粉浆用淀粉,搅拌成均匀的混悬液,继续加沸水(淀粉:水=1:2),搅拌成糊状淀粉浆。

3. 制粒

将研磨过筛后的对乙酰氨基酚粉末和干淀粉混合均匀(等量递加法),加入热淀粉浆制软材(握之成团,压之即散);之后,过14目尼龙筛制粒。

4. 干燥

湿颗粒在60 ℃干燥4~5 h。

5. 整粒

干燥后的干颗粒过16目尼龙筛,并与硬脂酸镁混匀。

6. 压片

用12 mm冲头压片,完成对乙酰氨基酚片的制备。

九、片剂溶出度计算举例

采用转篮法测定片剂的溶出度,溶出介质900 mL,分别在5 min、15 min、30 min、45 min、60 min时取液,每次取液10 mL,取液后补液10 mL(最后一次取液后不用补液)。计算某药物(规格100 mg/片)的累积溶出百分率。

5 min累积溶出百分率(%)$=\dfrac{C_1 \times 900\text{ mL}}{100\text{ mg}} \times 100\%$,其中,$C_1$为5 min时取液测定的吸光度在标准曲线上对应的浓度,换算成单位为mg/mL。

15 min累积溶出百分率(%)$=\dfrac{C_2 \times 900\text{ mL}+C_1 \times 10\text{ mL}}{100\text{ mg}} \times 100\%$,其中,$C_2$为15 min时取液测定的吸光度在标准曲线上对应的浓度,换算成单位为mg/mL。

30 min 累积溶出百分率 $(\%) = \dfrac{C_3 \times 900\ \text{mL} + (C_1 + C_2) \times 10\ \text{mL}}{100\ \text{mg}} \times 100\%$,其中,$C_3$ 为 30 min 时取液测定的吸光度在标准曲线上对应的浓度,换算成单位为 mg/mL。

45 min 累积溶出百分率 $(\%) = \dfrac{C_4 \times 900\ \text{mL} + (C_1 + C_2 + C_3) \times 10\ \text{mL}}{100\ \text{mg}} \times 100\%$,其中,$C_4$ 为 45 min 时取液测定的吸光度在标准曲线上对应的浓度,换算成单位为 mg/mL。

60 min 累积溶出百分率 $(\%) = \dfrac{C_5 \times 900\ \text{mL} + (C_1 + C_2 + C_3 + C_4) \times 10\ \text{mL}}{100\ \text{mg}} \times 100\%$,其中,$C_5$ 为 60 min 时取液测定的吸光度在标准曲线上对应的浓度,换算成单位为 mg/mL。

(丁志英　付雯雯)

NOTE

实验七　滴丸剂的制备

一、实验目的

1. 掌握溶剂-熔融法及熔融法制备滴丸剂的方法。
2. 熟悉影响滴丸剂质量的主要因素及其控制方法。
3. 了解滴丸剂常用基质的种类及其性质。

二、实验原理

滴丸剂(guttate pills)系指将适宜的基质加热熔融后,将固体或液体药物溶解、乳化或混悬于基质中,再滴入不相混溶、互不作用的冷却液中,由于表面张力的作用,使液滴收缩冷却成小丸状的制剂,主要供口服使用。对热敏感的药物不易制成滴丸。

滴丸剂的特点:设备简单、操作方便、工艺周期短;质量稳定,剂量准确;基质容纳液态药物量大,可使液态药物固体化;可直接制备难溶性药物固体分散滴丸,具有吸收迅速、生物利用度高的特点。

滴丸剂常用的基质分为水溶性基质和脂溶性基质。水溶性基质:聚乙二醇类、泊洛沙姆、硬脂酸聚烃氧(40)酯和明胶等,其中,聚乙二醇6000或聚乙二醇4000是滴丸剂常用的基质,其熔点低(50~63 ℃),毒性小,易溶于水和多种有机溶剂,能显著提高药物的溶出速率。脂溶性基质:硬脂酸、单硬脂酸甘油酯和氢化植物油等,可使药物缓慢释放,也可与水溶性基质合用,以调节药物的溶出速率。

滴丸剂的制备采用滴制法,即将药物均匀分散在熔融的基质中,再滴入不相混溶的冷却液里,熔融基质收缩成球状,冷却固化成丸的方法。滴丸剂冷却液必须安全无害,且与原料药物不发生作用。水溶性基质常用的冷却液是液状石蜡、植物油、二甲基硅油;脂溶性基质常用的冷却液是水。一些不稳定的药物在制备滴丸剂时,可添加适量抗氧化剂和络合剂等,以提高药物的稳定性。

根据原料药物的性质与使用、储存的要求,供口服的滴丸剂可包糖衣或薄膜衣。必要时,薄膜衣包衣滴丸剂应检查残留溶剂。

滴丸剂的制备工艺流程如图7-1所示。

滴丸剂的质量要求:滴丸剂在生产与储存期间应符合下列规定。①除另有规定外,制备滴丸用的药粉应为细粉或最细粉。②滴丸剂的外观应圆整,大小均匀,色泽一致,无粘连现象。③滴丸剂的含量均匀度和微生物限度等应符合要求。④应密封储存,防止受潮、发霉、虫蛀和变质。

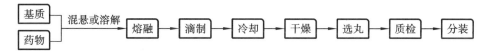

图 7-1 滴丸剂的制备工艺流程

三、实验材料与仪器

1. 实验材料 氯霉素、聚乙二醇 6000、液状石蜡、吲哚美辛、乙醇等。

2. 实验仪器 冰浴盆、抽滤瓶、橡胶塞、直形冷凝管、橡胶管、铁架台、十字夹、夹子、烧杯、玻棒和恒温水浴锅等。

四、实验内容

(一)氯霉素滴耳丸的制备

1. 处方

氯霉素	1 g
聚乙二醇 6000	2 g
液状石蜡	适量

2. 制备方法

(1)装置仪器如图 7-2 所示。

(2)将抽滤瓶放入冰浴盒中,抽滤瓶侧口套上橡胶管并将橡胶管口用夹子封口,直形冷凝管的外套管中通入冷水,在直形冷凝管的内芯管和抽滤瓶内加入液状石蜡,液面距玻璃管口 2 cm 处即可。

(3)氯霉素与聚乙二醇 6000 熔融液的制备:称取 2 g 聚乙二醇 6000,放入 50 mL 烧杯中,水浴加热至聚乙二醇 6000 熔融,再加入 1 g 氯霉素,搅拌均匀至熔化。

(4)滴丸的制备:迅速用滴管吸取上述熔融液,缓缓滴入液状石蜡冷却液中。(注意:尽量保持速度均匀,压力一致,熔融液保温在 80 ℃)。熔融液滴入后,放置 30 min,待冷凝完全,放掉冷却水,倾去液状石蜡(留待回收),将形成的滴丸沥净并用滤纸擦去液状石蜡,放置于硅胶干燥器中,称量,计数求平均丸重。制备工艺流程如图 7-3 所示。

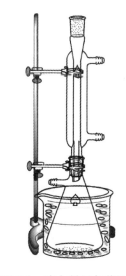

图 7-2 滴丸剂制备装置图

3. 作用与用途

氯霉素熔点为 149～153 ℃,但在 85 ℃左右就能与熔点为 54～60 ℃的水溶性基质聚乙二醇 6000 互相熔融,将此熔融液滴入液状石蜡冷却液中,即可制得氯霉素滴耳丸。使用时在耳内能完全溶解,且易于清洗,不阻塞耳道。

NOTE

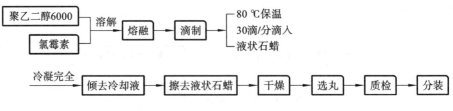

图 7-3　氯霉素滴耳丸的制备工艺流程

（二）吲哚美辛滴丸的制备

1. 处方

吲哚美辛	1 g
聚乙二醇 6000	8 g
乙醇	2 mL
液状石蜡	适量

2. 制备方法

（1）装置仪器如图 7-2 所示。

（2）将抽滤瓶放入冰浴中,直形冷凝管的外套管中通入冷水,在直形冷凝管的内芯管和抽滤瓶内加入液状石蜡,液面距玻璃管口 2 cm 处即可。

（3）吲哚美辛与聚乙二醇 6000 熔融液的制备:按处方量称取吲哚美辛 1 g 加入 2 mL 乙醇,微热溶解后,加入处方量的聚乙二醇 6000(60 ℃水浴保温),搅拌混合均匀,直至乙醇挥尽为止,继续静于 60 ℃水浴中保温 30 min,待气泡除尽,备用。

（4）滴丸的制备:将上述除尽气泡的吲哚美辛-聚乙二醇 6000 熔融液在 70～80 ℃保温的条件下,控制滴速,逐滴滴入冷却液中,待冷凝完全,倾去冷却液,将形成的滴丸沥净并用滤纸擦去冷却液,放置于硅胶干燥器中干燥(或自然干燥),24 h 后,称量,计算滴丸的平均质量。

制备工艺流程如图 7-4 所示。

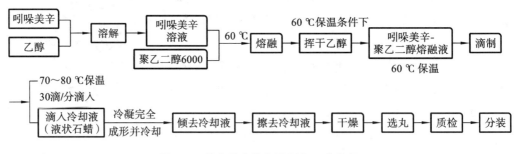

图 7-4　吲哚美辛滴丸的制备工艺流程

3. 作用与用途

吲哚美辛熔点为 155～162 ℃,但在 65 ℃左右就能与熔点为 54～60 ℃的水溶性基质聚乙二醇 6000 互相熔融,将此熔融液滴入液状石蜡冷却液中,即可制得吲哚美辛滴丸。口服用于解热、缓解炎性疼痛。

（三）滴丸剂的质量检查

（1）外观：应呈球状，大小均匀，色泽一致。

（2）重量差异：取滴丸 20 丸，精密称定总质量，求得平均丸重后，再分别精密称定每丸的质量。每丸质量与平均丸重相比较（若有标示丸重的，与标示丸重比较），按表 7-1 中的规定，超出重量差异限度的不得多于 2 丸，并不得有 1 丸超出限度的 1 倍。

表 7-1 滴丸剂重量差异限度要求

标示丸重或平均丸重/g	重量差异限度/（%）
≤0.03	±15
>0.03~0.1	±12
>0.1~0.3	±10
>0.3	±7.5

（3）溶散时限：取滴丸 6 丸，用崩解时限测定仪（LB-2B 型）选择适当孔径筛网的吊篮（丸剂直径在 2.5 mm 以下的用孔径约 0.42 mm 的筛网；丸剂直径在 2.5~3.5 mm 之间的用孔径约 1.0 mm 的筛网；丸剂直径在 3.5 mm 以上的用孔径约 2.0 mm 的筛网），应在 30 min 内全部溶散。如有细小颗粒状物未通过筛网，但已软化且无硬心者可按符合规定论。

五、实验结果与讨论

1. 氯霉素滴耳丸的质量检查

记录氯霉素滴耳丸的外观、重量差异和溶散时限，将结果填入表 7-2。

表 7-2 氯霉素滴耳丸的质量检查结果

检查项目	检查结果
外观	
重量差异	
溶散时限	

2. 吲哚美辛滴丸的质量检查

记录吲哚美辛滴丸的外观、重量差异和溶散时限，将结果填入表 7-3。

表 7-3 吲哚美辛滴丸的质量检查结果

检查项目	检查结果
外观	
重量差异	
溶散时限	

NOTE

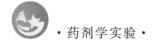

3. 滴丸剂质量的影响因素

根据上述结果,讨论影响滴丸剂质量的因素。

六、操作注意事项

(1) 熔融液内的乙醇与气泡必须除尽,才能使药物呈高度分散状态且滴丸剂外形光滑。

(2) 冷却液的高度、滴口离冷却液的距离以及冷却液的温度均可影响滴丸剂的外形、粘连程度以及拖尾等,应控制条件以滴丸剂圆整度佳为宜。

七、思考题

(1) 滴丸剂在应用上有什么特点?

(2) 滴丸剂的制备过程中应注意什么? 如何才能使滴丸剂形成固体分散体?

(3) 影响滴丸剂的成型、形状和质量的因素有哪些? 在实际操作中是如何控制的?

(4) 滴丸剂为什么属于高效、速效制剂?

(5) 如何选用滴丸剂的基质?

(李瑞娟)

 NOTE

实验八　膜剂的制备

一、实验目的

1. 掌握膜剂的制备方法和操作注意事项。
2. 熟悉常用成膜材料的性质特点。
3. 了解膜剂的质量评价方法。

二、实验原理

膜剂（films）系指将药物溶解或均匀分散在成膜材料中制成的薄膜制剂，可供内服（如口服、口含、舌下），外用（如皮肤、黏膜），腔道用（如阴道、子宫腔），植入或眼用等。膜剂按照结构类型分为单层膜、多层膜与夹心膜等。一般膜剂的厚度为0.1～0.2 mm，膜剂的面积依临床用药部位的不同而有差别，面积为 1 cm² 的可供口服，面积为 0.5 cm² 的供眼用。

膜剂的特点：工艺简单，生产中没有粉末飞扬，含量准确，稳定性好，吸收快，膜剂体积小，质量轻，应用、携带及运输方便。采用不同的成膜材料可制成不同释药速度的膜剂，如速释及缓释、控释膜剂。其缺点是载药量小，只适合于小剂量的药物，膜剂的重量差异不易控制，收率不高。

膜剂的形成主要取决于成膜材料。成膜材料的性能、质量不仅对膜剂的成型工艺有影响，而且对膜剂的质量及药效有重要影响。理想的成膜材料应具有下列条件：①生理惰性，无毒、无刺激；②性能稳定，不降低主药药效，不干扰含量测定；③成膜、脱膜性能好，成膜后有足够的强度和柔韧性；④用于口服、腔道、眼用膜剂的成膜材料应具有良好的水溶性，能逐渐降解、吸收或排泄，外用膜剂应能迅速、完全释放药物；⑤来源丰富、价格便宜。

常用的天然高分子成膜材料有明胶、阿拉伯胶、琼脂、纤维素衍生物、海藻酸及其盐等。常用的合成高分子成膜材料有丙烯酸树脂类、乙烯类高分子聚合物，如聚乙烯醇（PVA）、聚乙烯醇缩乙醛、聚乙烯吡咯烷酮（PVP）、乙烯-醋酸乙烯共聚物（EVA）及丙烯酸类等。其中，最常用的成膜材料为聚乙烯醇。该材料系白色或淡黄色粉末或颗粒，微有特殊臭味。国内采用的多为 PVA05-88 和 PVA17-88 两种规格，平均聚合度分别为 500～600 和 1700～1800，分别以"05"和"17"表示，两者醇解度均为 88％±2％，以"88"表示。两种成膜材料均能溶于水，PVA05-88 聚合度小，水溶性大，柔韧性差；PVA17-88 聚合度大，水溶性小，柔韧性好。两者以适当比例（如

1∶3)混合使用,则能制得很好的膜剂。经验证明,成膜材料中在成膜性能、膜的抗拉强度、柔韧性、吸湿性和水溶性等方面,均以 PVA 为最好。PVA 对眼黏膜和皮肤无毒、无刺激,是一种安全的外用辅料。口服 PVA 后,在消化道中很少吸收,80％的 PVA 在 48 h 内随大便排出。PVA 作为膜剂的成膜材料,不分解亦无生理活性。

膜剂处方中除主药和成膜材料外,一般还需加入增塑剂、表面活性剂、填充剂、着色剂等附加剂,制备时需根据成膜材料性质加入适宜的脱模剂,如使用水性成膜材料 PVA 时,可采用液状石蜡作为脱模剂。

膜剂的制备方法有多种,匀浆制膜法常用。其工艺过程为将成膜材料溶解于水,过滤,加入主药,充分搅拌溶解。不溶于水的主药可以预先制成微晶或粉碎成细粉,用搅拌或研磨等方法,均匀分散于水中,脱去气泡。

工业中大量生产可使用涂膜机涂膜。实验室小量制备时,可采用刮板法,即选用大小适宜、表面平整的玻璃板,洗净,擦干,撒少许滑石粉(或涂少许液状石蜡等其他脱膜剂),用清洁纱布擦去,涂膜,用有一定间距的刮刀(或玻棒)将其刮平后置于一定温度的烘箱中干燥即可。

除用脱膜剂以外,可用聚乙烯薄膜为"垫材",其脱膜效果更佳。具体操作方法:玻璃板用 75％乙醇涂擦一遍,趁湿铺一张两边宽于玻璃板的聚乙烯薄膜(即一般食品袋的薄膜),去除残留气泡,使薄膜紧密平展地贴于玻璃板上,将两边宽出部分贴在玻璃板反面,使薄膜固定即可用于制备膜剂。膜剂的制备工艺流程如图 8-1 所示。

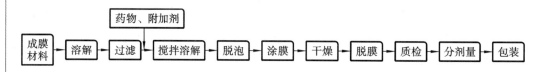

图 8-1 膜剂的制备工艺流程图

膜剂质量要求:膜剂可供内服或外用,除要求主药含量合格外,应符合下列质量要求。①膜剂外观应完整光洁,厚度一致,色泽均匀,无明显气泡。多剂量的膜剂,分格压痕应均匀清晰,并能按压痕撕开;②膜剂所用的包装材料应无毒性、无污染、方便使用,不与药物或成膜材料发生化学反应;③除另有规定外,膜剂宜密封保存,防止受潮、发霉、变质,并应符合微生物限度检查要求;④膜剂的含量、重量差异应符合要求。

三、实验材料与仪器

1. 实验材料 甲硝唑、聚乙烯醇 17-88(PVA17-88)、甘油、液状石蜡、蒸馏水、硝酸钾、聚山梨酯-80、羧甲基纤维素钠(CMC-Na)、甘油、糖精钠、蒸馏水等。

2. 实验仪器 恒温水浴锅、烧杯、玻棒、研钵(配有钵杵)、玻璃板、脱脂棉、聚乙烯薄膜、铝箔、烫封机、裁纸刀、烘箱等。

NOTE

四、实验内容

（一）甲硝唑口腔溃疡膜剂

1. 处方

甲硝唑	0.6 g
聚乙烯醇 17-88（PVA17-88）	10 g
甘油	0.6 g
蒸馏水加至	100 mL

2. 制备方法

（1）胶浆的制备：取 PVA17-88 加蒸馏水适量浸泡，待充分溶胀后，置于 80～90 ℃水浴中加热，搅拌溶解，趁热用 80 目筛网过滤，胶浆液放冷备用。

（2）取甲硝唑、甘油加适量蒸馏水研匀后加入上述胶浆中，充分溶解混合，搅拌均匀，保温放置一定时间除气泡。

（3）倒在涂有适量液状石蜡的玻璃板上，用刮板法制膜，厚度约为 0.2 mm，面积约为 10 cm²。

（4）置于 80 ℃干燥后，切成 1 cm² 的小片备用，每片含甲硝唑 1.6 mg。

制备工艺流程如图 8-2 所示。

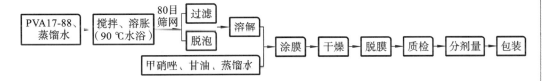

图 8-2　甲硝唑口腔溃疡膜剂的制备工艺流程

3. 作用与用途

甲硝唑口腔溃疡膜剂用于治疗口腔溃疡，药效持久，临床反映见效快、疗效好。

（二）硝酸钾牙用膜剂

1. 处方

硝酸钾	1.5 g
聚山梨酯-80	0.2 g
羧甲基纤维素钠（CMC-Na）	3 g
甘油	0.3 g
糖精钠	0.1 g
蒸馏水	适量

2. 制备方法

（1）胶浆的制备：取 CMC-Na 加蒸馏水 60 mL 浸泡，放置过夜，次日水浴加热。

（2）另取甘油、聚山梨酯-80 混匀，加糖精钠、硝酸钾、蒸馏水 5 mL，加热溶解后,在搅拌下倒入上述胶浆中,搅匀,保温放置一定时间除气泡。

(3)倒在涂有适量液状石蜡的玻璃板上,用刮板法制膜,厚度约为 0.2 mm,面积约为 10 cm²。

(4)80 ℃烘干 15 min 即得。

(5)抽样含量测定后,计算出单剂量分割面积(每格面积约 1 cm²),热烫划痕或剪切。

制备工艺流程如图 8-3 所示。

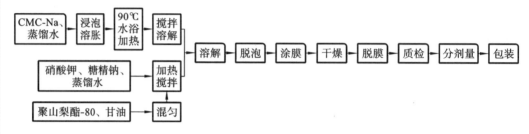

图 8-3 硝酸钾牙用膜剂的制备工艺流程图

3. 作用与用途

硝酸钾牙用膜剂用于治疗牙齿脱敏、牙痛,局部作用效果显著。

(三)膜剂的质量检查

1. 外观

外观应平整,色泽均匀,无明显气泡。

2. 重量差异

取膜剂 20 片,精密称定,求得平均质量,再分别精密称定各片的质量。每片质量与平均质量相比较,按表 8-1 中的规定,超出重量差异限度的不得多于 2 片,并不得有 1 片超出限度的 1 倍。

表 8-1 膜剂的重量差异限度

平均质量/g	重量差异限度/(%)
≤0.02	±15
>0.02~0.20	±10
>0.20	±7.5

凡进行含量均匀度检查的膜剂,一般不再进行重量差异检查。

五、实验结果与讨论

1. 甲硝唑口腔溃疡膜剂的质量检查

记录甲硝唑口腔溃疡膜剂的外观及重量差异。

2. 硝酸钾牙用膜剂的质量检查

记录硝酸钾牙用膜剂的外观及重量差异。

NOTE

3．成膜材料的作用

讨论实验中采用的两种成膜材料的成膜性质有何不同。

六、操作注意事项

（1）成膜材料 PVA17-88 及 CMC-Na 在水中浸泡时间必须充分，且水温不宜超过 40 ℃，才能保证充分溶胀、溶解。

（2）PVA17-88 加热温度以 80～90 ℃为宜，温度过高可影响膜的溶解度和澄明度，并使膜的脆性增加。成膜材料 PVA17-88 与 CMC-Na 配合使用，有利于提高膜剂的成膜性质和黏附性质。

（3）在膜剂的制备过程中，保温静置时要使材料中的空气逸尽。制膜时不得搅拌，否则易形成气泡膜。

（4）硝酸钾浓度为 30%，过高易析出结晶。制膜后立即烘干，自然干燥也易析出结晶。本品为廉价脱敏剂，效果好，不刺激牙龈，也不使牙变黄，偶尔咽下也无毒性。其脱敏机制是硝酸钾的氧化作用，也可能是结晶过程堵塞牙本质小管，保护了牙髓。

七、思考题

（1）制备膜剂时，如何防止气泡的产生？

（2）膜剂处方中甘油起什么作用？此外膜剂中还有哪些种类的辅料？

（3）小量制备膜制时，常用哪些成膜方法？其操作要点及注意事项有哪些？

（李瑞娟）

NOTE

实验九　软膏剂、乳膏剂的制备及体外释药速度的测定

一、实验目的

1. 掌握不同类型基质的软膏剂和乳膏剂的制备方法以及软膏剂、乳膏剂中药物释放的测定方法。

2. 熟悉各种类型软膏基质和乳膏基质的处方设计。

3. 了解软膏剂和乳膏剂的质量评定方法。

二、实验原理

软膏剂系指原料药物与油脂性或水溶性基质混合制成的均匀的半固体外用制剂，主要用于局部疾病的治疗，如抗感染、消毒、止痒、止痛和麻醉等，某些药物能通过皮肤吸收进入体循环，发挥全身治疗作用。软膏剂中，基质是其重要组成部分，除起赋形剂的作用外，还对软膏剂的质量及疗效起重要作用。

乳膏剂系指原料药物溶解或分散于乳剂型基质中形成的均匀的半固体外用制剂，根据基质不同，分为油包水型乳膏剂（W/O）和水包油型乳膏剂（O/W）。软膏剂和乳膏剂处方组成中还经常加入抗氧化剂、防腐剂等添加剂，以防止药物及基质的变质，如含水的基质（O/W 型与 W/O 型乳剂基质、水溶性基质等，易于霉变、水分蒸发，影响制剂质量），因此，这些软膏剂和乳膏剂的常规设计中都加入防腐、保湿剂、抗氧化剂等。

根据药物与基质的性质不同，软膏剂可选用研和法和熔合法进行制备，乳膏剂可采用乳化法进行制备。①研和法：此方法适用于原料药物不宜受热的软膏剂的制备，制备时先将原料药物研细过筛，用少量基质研匀，然后递加其余基质至全量，研匀即得。样品量较少时可用软膏板或研钵，量大时可用滚筒研磨机、电动研钵等进行制备。②熔合法：此方法适用于制备含大量油脂性基质，或基质由不同熔点的成分组成、常温下难以混匀，或含固体成分基质的软膏剂的制备。一般先加热熔化高熔点基质，再加入其他低熔点成分，熔合成均匀基质，然后加入原料药物，搅拌均匀，冷却即可。药物不溶于基质时，必须先研成细粉筛入熔化或软化的基质中，搅拌，混合均匀。③乳化法：适用于乳膏剂的制备。将处方中的油脂性和油溶性组分一起加热至 80 ℃左右成油溶液（油相），另将水溶性组分溶于水后加热至 80 ℃成水溶液（水相），同温度下，将水相逐渐加入油相中，边加边搅拌至冷凝，最后加入水、油均不溶解的组分，搅拌均匀，即得。

本实验中分别采用水杨酸和黄芩素两种药物作为模型药物。水杨酸是一种脂溶性的有机酸,为白色结晶粉状物,易溶于乙醇、乙醚、氯仿,微溶于水,具有抗感染、抗菌作用。黄芩素是黄芩中含量最高的黄酮类化合物之一,具有抗感染、抗菌等药理作用,溶于甲醇、乙醇、丙酮、乙酸乙酯及热冰醋酸,微溶于氯仿。水杨酸和黄芩素均为脂溶性药物,且具有抗菌、抗感染作用,适宜制备成软膏剂和乳膏剂。

根据《中国药典》2015 年版,软膏剂和乳膏剂的质量检查主要包括粒度、装量、无菌、微生物限度等,此外,还应包括外观、主药含量、物理性质、稳定性、刺激性以及软膏剂、乳膏剂中药物的释放度和吸收检查。软膏剂、乳膏剂中药物的释放及吸收主要依赖于药物本身的性质,但基质对制剂中药物的释放也有一定的影响。一般情况下,水溶性基质的软膏剂和乳膏剂中药物的释放最好,烃类基质的软膏剂中药物的释放最差。因此,不同的基质及制备工艺条件下制备出来的软膏剂和乳膏剂,具有不同的药物释放特性。药物的释放度和吸收检查方法有释放度检查法、体外实验法、体内实验法三种。

释放度检查法有表玻片法、渗析池法、圆盘法等。虽然这些方法不能完全反映制剂中药物的吸收情况,但对于药厂控制内部质量标准有一定的实际意义。体外实验法有离体皮肤法、凝胶扩散法、半透膜扩散法和微生物法等,其中,以离体皮肤法较接近应用的实际情况。体内实验法是最能反映药物释放及吸收情况的一种方法,但是相对来说不易于实施。

本实验利用凝胶扩散法,即以含有指示剂的琼脂糖凝胶为扩散介质,测量软膏剂中药物与指示剂所产生的色层高度,比较药物的释放性能。本实验中黄芩素的烯醇式结构能够与 $FeCl_3$ 发生络合反应而显色,水杨酸与 $FeCl_3$ 发生反应而显紫堇色,便于观察。凝胶扩散法中,扩散距离与时间的关系可用 Lockie 经验式 $y^2 = Kx$ 表示,其中,y 为扩散距离(mm),x 为扩散时间(h),K 为扩散系数(mm^2/h),K 反映了软膏剂和乳膏剂释药能力的大小。

三、实验材料与仪器

1. 实验材料 水杨酸、黄芩素、白凡士林、液状石蜡、羧甲基纤维素钠、单硬脂酸甘油酯、十八醇、十二烷基硫酸钠、石蜡、司盘 40、乳化剂 OP、甘油、对羟基苯甲酸乙酯、甲基纤维素、苯甲酸钠、林格试剂、$FeCl_3$、琼脂、纯化水等。

2. 实验仪器 天平、量筒、研钵、水浴锅、烧杯、玻棒、蒸发皿、试管等。

四、实验内容

(一) 不同基质的水杨酸软膏剂、乳膏剂的制备

1. 油脂性基质的水杨酸软膏剂

[处方]水杨酸　　　0.5 g

　　　液状石蜡　　适量

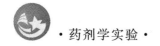

白凡士林　　　加至 10 g

[制备方法]取水杨酸置于研钵中,加入适量液状石蜡研成糊状,分次加入白凡士林混合,研匀,即得。

2. 水溶性基质的水杨酸软膏剂

[处方]
水杨酸	0.5 g
羧甲基纤维素钠	0.6 g
甘油	1.0 g
苯甲酸钠	0.05 g
纯化水	8.4 mL

[制备方法]①取羧甲基纤维素钠置于研钵中,加入甘油研匀,边研边加入溶有苯甲酸钠的水溶液,完全溶胀后研匀,得水溶性基质;②取水杨酸置于软膏板上或研钵中,分次加入制得的水溶性基质,研匀,即得。

3. O/W 型水杨酸乳膏剂

[处方]
水杨酸	0.5 g
白凡士林	1.2 g
十八醇	0.8 g
单硬脂酸甘油酯	0.2 g
十二烷基硫酸钠	0.1 g
甘油	0.7 g
对羟基苯甲酸乙酯	0.02 g
纯化水	加至 10 g

[制备方法]①取白凡士林、十八醇和单硬脂酸甘油酯置于烧杯中,水浴加热至70~80 ℃使其熔化(油相);将十二烷基硫酸钠、甘油、对羟基苯甲酸乙酯和计算量的纯化水置于另一个烧杯中加热至70~80 ℃使其溶解(水相),在同一温度下将水相以细流加到油相中,边加边搅拌至冷凝,即得 O/W 乳剂型基质;②取水杨酸置于软膏板上或研钵中,分次加入制得的 O/W 乳剂型基质,研匀,即得。

4. W/O 型水杨酸乳膏剂

[处方]
水杨酸	0.5 g
单硬脂酸甘油酯	1.0 g
石蜡	1.0 g
白凡士林	0.5 g
液状石蜡	5.0 g
司盘 40	0.05 g
乳化剂 OP	0.05 g
对羟基苯甲酸乙酯	0.01 g
纯化水	2.5 mL

[制备方法]①取处理成细末的石蜡、单硬脂酸甘油酯、白凡士林、液状石蜡、司盘40、乳化剂OP和对羟基苯甲酸乙酯于蒸发皿中,水浴上加热熔化并保持80 ℃,以细流加入同温度的纯化水,边加边搅拌至冷凝,即得W/O乳剂型基质;②取水杨酸置于软膏板上或研钵中,分次加入制得的W/O乳剂型基质,研匀,即得。

(二)不同基质的黄芩素软膏剂、乳膏剂的制备

1. 油脂性基质的黄芩素软膏剂

[处方]黄芩素细粉(100目)　　0.27 g

　　　　白凡士林　　　　　　　5 g

　　　　羊毛脂　　　　　　　　0.50 g

[制备方法]称取白凡士林,加入羊毛脂,水浴上熔化后加入黄芩素细粉,搅匀,放冷,即得。

2. 水溶性基质的黄芩素软膏剂

[处方]黄芩素细粉(100目)　　0.5 g

　　　　甲基纤维素　　　　　　1.5 g

　　　　甘油　　　　　　　　　2.5 g

　　　　苯甲酸钠　　　　　　　0.1%

　　　　蒸馏水　　　　　　　　10 mL

[制备方法]①将黄芩素、苯甲酸钠溶于水中(水浴加热,放冷);②将甲基纤维素与甘油在研钵中研匀;③边研边将①液加入②中,研匀,即得。

3. W/O型黄芩素乳膏剂

[处方]黄芩素细粉(100目)　　0.5 g

　　　　硬脂酸　　　　　　　　1.2 g

　　　　单硬脂酸甘油酯　　　　0.4 g

　　　　蓖麻油　　　　　　　　2.0 g

　　　　三乙醇胺　　　　　　　0.15 mL

　　　　甘油　　　　　　　　　1.0 g

　　　　尼泊金乙酯　　　　　　0.005 g

　　　　蒸馏水　　　　　　　　5 mL

[制备方法]①将硬脂酸、单硬脂酸甘油酯、蓖麻油、尼泊金乙酯共置于干燥的烧杯内,水浴加热至50～60 ℃,使其全熔;②将甘油、黄芩素、蒸馏水置于另一个烧杯中,加热至50 ℃左右,边搅拌边加入三乙醇胺使黄芩素全溶;③将①液加入②中,边加边搅拌,混合均匀,至室温后即得均匀的橙黄色乳膏。

(三)不同基质的软膏剂、乳膏剂中药物释放的测定

(1)林格溶液的配制:取NaCl 0.85 g、KCl 0.03 g、CaCl$_2$·2H$_2$O 0.048 g,加蒸馏水至100 mL溶解,即可。

(2)将称好的琼脂3 g用蒸馏水清洗两次,剪碎后再用蒸馏水洗一次,尽量挤压

NOTE

57

去水,加入 150 mL 林格溶液中,在水浴上加热溶解,放冷至 60 ℃ 后,加入 5 mL FeCl$_3$ 试液混匀,立即倒入准备好的试管内,装至距试管口约 2 cm,直立静置凝固,备用。

（3）释药实验。

将已制备好的水杨酸软膏剂、乳膏剂（黄芩素软膏剂、乳膏剂），分别小心地填充于盛有琼脂基质的试管中,使其与基质表面紧贴,各管装量一致,于一定时间内测定药物向琼脂中的渗透距离,即呈色区的长度。

五、实验结果与讨论

（1）将制备得到的水杨酸软膏剂、乳膏剂涂布在自己的皮肤上,记录皮肤的感觉,评价是否均匀细腻,同时记录 4 种基质的黏稠性与涂布性（实验完毕及时清洗涂抹部位的皮肤）。

（2）将不同基质的水杨酸软膏剂、乳膏剂中药物释放测定实验结果记录于表 9-1。以呈色区长度的平方对扩散时间作图,拟合直线,求此直线斜率,即扩散系数 K。

表 9-1　不同基质的水杨酸软膏剂、乳膏剂中药物释放测定的实验结果

扩散时间/h	油脂性基质	水溶性基质	O/W 型基质	W/O 型基质
1				
2				
3				
10				
19				
24				
K				

（3）将不同基质的黄芩素软膏剂、乳膏剂中药物释放测定实验结果记录于表 9-2。以呈色区长度的平方对扩散时间作图,拟合直线,求此直线斜率,即扩散系数 K。

表 9-2　不同基质的黄芩素软膏剂、乳膏剂中药物释放测定的实验结果

扩散时间/h	油脂性基质	水溶性基质	W/O 型基质
1			
2			
3			
4			
K			

（4）以呈色区长度的平方对扩散时间作图,即为释药曲线,通过释药曲线和扩散

系数来比较不同类型软膏剂及乳膏剂基质的释药能力,并讨论。

六、操作注意事项

(1) 处方中的凡士林基质可根据气温变化以液状石蜡调节黏稠度。

(2) 水杨酸需先粉碎成细粉,配制过程应避免接触金属器皿,避免药物降解。

(3) 羧甲基纤维素钠为水溶性高分子物质,直接加入水中易成团、不易分散、溶胀时间长,如先用甘油研磨分散,再加水溶解,溶解速度加快。

(4) 制备乳膏时需注意油相与水相混合温度为 80 ℃左右,应不断搅拌至冷凝成膏状,否则乳化不完全,且易分层。

(5) 在琼脂基质的制备中,应先将试管放在烘箱中预热,以免琼脂倒入后过快凝固,且需沿管壁倒入,避免混入气泡。

(6) 溶解有琼脂的林格溶液需冷却至 60℃再加入 $FeCl_3$,否则 $FeCl_3$ 易水解形成 $Fe(OH)_3$ 胶体。

(7) 为避免样品与凝胶之间有气泡,样品必须与凝胶接合均匀完全,且凝胶最好装至距上端试管口 2 cm 处,再装入样品时与凝胶面相平为宜。

(8) 凝胶扩散法测定药物释放度的实验中应根据主药选择合适的指示剂,以产生明显的颜色,便于观察。

七、思考题

(1) 对水杨酸软膏剂、乳膏剂进行处方分析。

(2) 软膏剂和乳膏剂制备过程中药物的加入方法有哪些?

(3) 软膏剂基质分为哪几类? 各有何特点?

(4) 试述乳膏剂制备过程中的注意事项。

(5) 根据实验结果,结合临床用药需要,如何选用不同基质类型的软膏剂和乳膏剂?

(6) 讨论各种软膏剂基质和乳膏剂基质对药物释放度的影响。

(和素娜)

实验十 栓剂的制备

一、实验目的

1. 掌握热熔法制备栓剂的工艺及操作要点。
2. 熟悉置换价测定方法及应用。
3. 了解栓剂的质量评定。

二、实验原理

栓剂系指原料药物与适宜基质制成的供腔道给药的固体制剂。常用的有肛门栓和阴道栓两种,肛门栓有鱼雷形、圆锥形、圆柱形;阴道栓主要有鸭嘴形、球形、卵形。栓剂基质主要分为油脂性基质和水溶性基质两大类。栓剂制备时首先要确定基质的用量。计算基质用量要引入置换价的概念。置换价(displacement value,DV)是指药物的质量与同体积基质的质量比。

$$DV = \frac{W}{G-(M-W)} \tag{10-1}$$

式中:G 为纯基质平均栓重;M 为含药栓的平均质量;W 为栓剂的平均含药量。

置换价测定方法:取基质制空白栓,称得平均质量为 G,另取基质与药物定量混合制成含药栓,称得平均质量为 M,含药栓中药物的平均质量为 W,将这些数据代入上式,即可求得该药物对某一基质的置换价。

用测定的置换价可以方便地计算出制备这种含药栓所需基质的质量 X。

$$X = \left(G - \frac{y}{DV}\right) \cdot n \tag{10-2}$$

式中:y 为处方中药物的剂量;n 为拟制备栓剂的枚数。

栓剂中药物可溶于基质中,也可混悬于基质中。供制栓剂的固体药物,除另有规定外,应预先用适宜方法制成细粉,并全部通过六号筛。根据施用腔道和使用目的的不同,制成各种适宜的形状。栓剂制备的基本方法有挤压成型法和模制成型法。挤压成型法又称冷压法,主要用于油脂性基质制备栓剂,即先将药物与基质研磨成细粉,容器内混合均匀,然后手工搓捏成型或装入制栓模具内压成一定形状的栓剂。模制成型法又称热熔法(图 10-1),油脂性及水溶性基质的栓剂均可应用此制备方法,是栓剂生产较常用的方法。将计算量的基质用水浴或蒸气加热熔化,温度不宜过高,而后按药物性质以不同方法加入,混合均匀,倾入冷却并涂有润滑剂的栓模中,加入量至稍溢出模口为度。放冷,待完全凝固后,削去溢出部分,开模取出栓剂。

NOTE

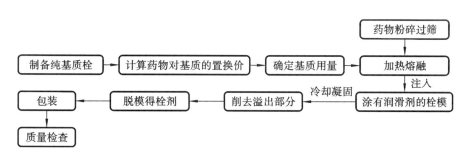

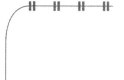

图 10-1 热熔法制备栓剂的工艺流程

栓剂应根据《中国药典》2015 年版栓剂项下各项目进行质量检查。栓剂中的药物应与基质混合均匀,栓剂应无刺激性,外形要完整、光滑,塞入腔道后,能融化、软化或溶化,并与分泌液混合,逐渐释放出药物,产生局部或全身作用;并应有适宜的硬度,以免在包装或储藏时变形。

三、实验材料与仪器

1. 实验材料 吲哚美辛(过 100 目筛)、半合成脂肪酸酯、醋酸洗必泰、聚山梨酯-80、冰片、甘油、明胶(细粉)、软肥皂、液状石蜡、乙醇、蒸馏水等。

2. 实验仪器 栓模、蒸发皿、量筒、玻棒、水浴锅、融变时限仪等。

四、实验内容

(一)置换价的测定

以吲哚美辛为模型药物,用半合成脂肪酸酯为基质,制备纯基质栓,测定吲哚美辛对半合成脂肪酸酯的置换价。

1. 纯基质栓的制备

[处方]半合成脂肪酸酯　　10 g

[制备]称取半合成脂肪酸酯置于蒸发皿内,于水浴上加热,待 2/3 的基质熔化时停止加热,搅拌使其全熔,灌入涂有润滑剂(软肥皂、甘油各 1 份及 95% 乙醇 5 份组成的混合液)的栓模内。冷却凝固后,削去模口上溢出部分,脱模,得到完整的纯基质栓数枚,称量,并计算纯基质栓的平均质量 $G(\mathrm{g})$。

2. 含药栓的制备

[处方]吲哚美辛　　　　2 g

　　　半合成脂肪酸酯　8 g

[制备]称取半合成脂肪酸酯置于蒸发皿内,于水浴上加热,待 2/3 的基质熔化时停止加热,搅拌使其全熔。称取研细的吲哚美辛粉末 2 g,分次加入熔化的半合成脂肪酸酯内,不断搅拌使药物均匀分散,灌入涂有润滑剂(软肥皂、甘油各 1 份及 95% 乙醇 5 份组成的混合液)的栓模内,冷却后,削去模口上溢出部分,脱模,得到完整的含药栓数枚,称量,并计算含药栓的平均质量 $M(\mathrm{g})$,每枚栓剂含药量 $W =$

NOTE

$M \cdot \omega$, ω 为药物质量分数,该处方中吲哚美辛含量为20%。

3. 置换价的计算

将 G、M、W 代入式(10-1),可求得吲哚美辛的半合成脂肪酸酯的置换价。

(二)吲哚美辛肛门栓的制备

1. 吲哚美辛肛门栓(油脂性基质)

[处方]吲哚美辛(100目)　　　　1 g

　　　半合成脂肪酸酯　　　　适量

　　　制成　　　　　　　　　10 枚

[制法]首先根据吲哚美辛的半合成脂肪酸酯的置换价计算所需的半合成脂肪酸酯量,称取半合成脂肪酸酯置于蒸发皿内,于水浴上加热,待2/3的基质熔化时停止加热,搅拌使其全熔。称取研细的吲哚美辛粉末1 g,分次加入熔化的半合成脂肪酸酯,不断搅拌使药物均匀分散,灌入涂有润滑剂(软肥皂、甘油各1份及95%乙醇5份组成的混合液)的栓模内,冷却凝固后,削去模口上溢出部分,脱模,即得。

2. 吲哚美辛肛门栓(水溶性基质)

[处方]吲哚美辛(100目)　　　　1 g

　　　聚乙二醇400　　　　　5 g

　　　聚乙二醇6000　　　　15 g

　　　制成　　　　　　　　　10 枚

[制法]称取处方量的聚乙二醇400与聚乙二醇6000置于蒸发皿中,于水浴熔化后加入研细的吲哚美辛,混匀;趁热倾入涂有润滑剂(液状石蜡)的栓模中,经冷却凝固后削去模口上溢出部分,脱模,即得。

3. 作用与用途

吲哚美辛为白色或微黄色结晶性粉末,几乎不溶于水,溶于丙酮,略溶于乙醇、氯仿、乙醚,为解热镇痛、非甾体抗炎药。吲哚美辛肛门栓用于治疗风湿性关节炎、类风湿性关节炎、强直性脊柱炎、骨关节炎及急性痛风发作等疾病。

(三)醋酸洗必泰阴道栓的制备

[处方]醋酸洗必泰　　　　0.1 g

　　　聚山梨酯-80　　　0.4 g

　　　冰片　　　　　　0.02 g

　　　乙醇　　　　　　1 mL

　　　甘油　　　　　　18.0 g

　　　明胶(细粉)　　　5.4 g

　　　蒸馏水　　　　　加至40.0 g

　　　制成阴道栓　　　4 枚

[制法]取处方量的明胶置于称量的蒸发皿中,加蒸馏水40 mL浸泡约30 min,使其膨胀变软,再加入甘油,在水浴上加热使明胶溶解,继续加热使内容物质量达36

NOTE

62

g 为止。另取醋酸洗必泰溶于聚山梨酯-80 中,取冰片溶于乙醇中;在搅拌下将两溶液混合后,再加入已制好的甘油明胶溶液中,搅拌均匀,在搅拌下趁热注入已涂好润滑剂(液状石蜡)的阴道栓模中,冷却,整理,脱模,包装即可。

[作用与用途]醋酸洗必泰,又称醋酸氯己定,难溶于水,能溶于乙醇,具有广谱抑菌、杀菌作用。醋酸洗必泰阴道栓适用于宫颈糜烂、化脓性阴道炎、霉菌性阴道炎、滴虫性阴道炎等疾病。

(四)栓剂的质量评价

1. 重量差异

取油脂性基质吲哚美辛肛门栓、水溶性基质吲哚美辛肛门栓、醋酸洗必泰阴道栓各 10 粒,分别精密称定总质量,求得平均粒重 W 后,再分别精密称定各粒的质量 W_i。按公式(10-3)计算重量差异。

$$重量差异(\%) = \frac{W_i - W}{W} \times 100\% \tag{10-3}$$

超出重量差异限度的栓剂不得多于 1 粒,并不得超出限度的 1 倍。栓剂重量差异限度如表 10-1 所示。

表 10-1　栓剂的重量差异限度

平均粒重或标示粒重/g	重量差异限度/(%)
≤1.0	±10
>1.0~3.0	±7.5
>3.0	±5

2. 融变时限

根据《中国药典》2015 年版附则 0922 项下规定,融变时限检测需要透明套筒和金属架。透明套筒由玻璃或适宜的塑料材料制成,高为 60 mm,内径为 52 mm,壁厚适当。金属架由两片不锈钢的金属圆板及 3 个金属挂钩焊接而成。取油脂性基质吲哚美辛肛门栓、水溶性基质吲哚美辛肛门栓、醋酸洗必泰阴道栓各 3 粒,室温放置 1 h 后,分别放在 3 个金属架的下层圆板上,装入各自的套筒内,并用挂钩固定。将上述装置分别垂直浸入盛有 4 L 温度为(37.0±0.5) ℃水的容器中,其上端位置应在水下 90 mm 处。容器中装一转动器,每隔 10 min 在溶液中翻转该装置一次。

油脂性基质的吲哚美辛肛门栓应在 30 min 内全部融化、软化或触压无硬心;水溶性基质的吲哚美辛肛门栓及醋酸洗必泰阴道栓应在 60 min 内全部溶解。

五、实验结果与讨论

1. 置换价

计算吲哚美辛对半合成脂肪酸酯的置换价,讨论在什么情况下制备栓剂时需测定药物对基质的置换价。

NOTE

2.栓剂的质量评价

（1）栓剂的重量差异。

将油脂性基质的吲哚美辛肛门栓、水溶性基质的吲哚美辛肛门栓及醋酸洗必泰阴道栓的重量差异测定结果分别列入表 10-2，并初步评定制得产品的质量。

表 10-2　栓剂的重量差异检查结果

粒号	粒重/g	重量差异/(%)	结果评定
1			
2			
3			
...			
10			

（2）栓剂的融变时限。

将油脂性基质的吲哚美辛肛门栓、水溶性基质的吲哚美辛肛门栓及醋酸洗必泰阴道栓的融变时限测定结果分别列入表 10-3，并初步评定制得产品的质量。

表 10-3　栓剂的融变时限检查结果

粒号	融化/软化/溶解时间/min	结果评定
1		
2		
3		

六、操作注意事项

（1）半合成脂肪酸酯为油脂性基质，随着温度升高，其体积增大，灌模时应注意混合物的温度，温度太高，冷却后栓剂易发生中空和顶端凹陷。另外，若药物混杂在基质中，灌模温度太高则药物易于沉降，影响含量均匀度。灌模温度太低，难以一次完成灌模。故最好在熔融的含药基质具有一定黏稠度时灌模，灌至模口稍有溢出为止，且要一次完成浇模。灌好的模型应置于适宜的温度下冷却一定时间，冷却的温度不足或时间过短，常发生黏模，相反，冷却温度过低或时间过长，则又可使制作的栓剂破碎。

（2）为了保证所测得的置换价的准确性，制备纯基质栓和含药栓时应采用同一模具。

（3）醋酸洗必泰阴道栓制备中，明胶应先加入适量蒸馏水使其充分溶胀后再加热溶解，否则无限溶胀时间延长，且含有一些未溶解的明胶小块或硬粒；整个操作过程中，均应不断轻轻搅拌，切勿剧烈搅拌，以免胶液中产生气泡，使栓剂中含有气泡，影响产品质量；此外，制备时需控制甘油明胶基质中的水分含量，必须蒸发至处方量，水量过多栓剂太软，反之水量过少，栓剂太硬。

NOTE

七、思考题

（1）栓剂的制备方法有哪些？如何选择？

（2）栓剂的基质类型有哪些？如何选用？

（3）如何选择栓剂制备中所使用的润滑剂？

（王　秀）

NOTE

实验十一 固体分散体的制备及验证

一、实验目的

1. 掌握共沉淀法制备固体分散体的制备工艺。
2. 熟悉固体分散体的载体材料和验证方法。
3. 了解固体分散技术的特点。

二、实验原理

（一）固体分散技术及其特点

固体分散技术是将药物高度分散在固体载体中的技术,药物以分子、胶态、微晶或无定形状态分散在另一种水溶性、难溶性或肠溶性材料中以形成固体分散体。

固体分散技术的特点:利用性质不同的载体使药物高度分散,从而实现不同的目的,如提高难溶性药物的溶出速率和溶解度以提高药物的生物利用度,或控制药物释放,降低药物的毒副作用等。固体分散体可作为中间体,用以制备药物的速释、缓释或肠溶制剂。

（二）载体材料

固体分散体所用载体材料可分为水溶性载体材料、难溶性载体材料、肠溶性载体材料三大类。可根据用药目的选择使用单一载体或混合载体,以达到速释、缓释或定位释药的效果。

水溶性载体材料:聚乙二醇类（PEG）、聚维酮类（PVP）、表面活性剂类（泊洛沙姆 188 等）、有机酸类、糖类与醇类和纤维素衍生物等。

难溶性载体材料:纤维素类（如乙基纤维素）、聚丙烯酸树脂类、胆固醇、β-谷甾醇、棕榈酸甘油酯、胆固醇硬脂酸酯、蜂蜡、巴西棕榈蜡及氢化蓖麻油等。

肠溶性载体材料:纤维素类,常用的有邻苯二甲酸醋酸纤维素（CAP）、邻苯二甲酸羟丙甲纤维素（HPMCP,其商品名有两种规格,分别为 HP-50、HP-55）以及羧甲乙纤维素（CMEC）等;聚丙烯酸树脂类,常用 Eudragit L100 和 Eudragit S100。

（三）固体分散体的类型

固体分散体主要有三种类型。

1. 简单低共熔混合物

药物与载体材料以一定比例混合共熔后,骤冷固化,如两者的比例为低共熔物

NOTE

66

的比例,则同时析出大量晶核,由于迅速固化产生的空间阻滞作用,此时药物仅以微晶形式分散在载体材料中形成固体分散体。

2. 固态溶液

药物在载体材料中以分子状态分散时,称为固态溶液。按照药物与载体材料的互溶情况,可分为完全互溶与部分互溶。

3. 共沉淀物

共沉淀物是药物与载体材料以适当比例溶解于有机溶剂后,除去溶剂共沉淀而形成的非结晶型无定形物。

（四）固体分散体的制备方法

1. 熔融法

将药物与载体材料混合均匀,加热至熔融状态,在剧烈搅拌下迅速冷却形成固体,或将熔融物倾倒于不锈钢板上形成薄层,用冷空气或冰水等使其骤冷形成固体,将此固体于一定温度下放置变脆成易碎物。

2. 溶剂法

溶剂法亦称共沉淀法。将药物与载体材料共同溶解于有机溶剂中,蒸去有机溶剂后使药物与载体材料同时析出,即可得到药物与载体材料混合而成的共沉淀物,经干燥即得。常用的有机溶剂有氯仿、无水乙醇、95%乙醇、丙酮等。本法的优点为避免高热,适用于对热不稳定或挥发性药物。

3. 溶剂-熔融法

先将药物溶于适当溶剂中,将此溶液加入已熔融的载体材料中均匀混合,按熔融法冷却处理。药物在固体分散体中占比一般不超过10%,否则难以形成脆而易碎的固体。

此外,还有溶剂-喷雾(冷冻)干燥法、研磨法、热熔挤出法等。

（五）固体分散体的验证

药物与载体材料制成的固体分散体可选用下列方法进行验证:溶解度及溶出速率的改变法、热分析法、X射线衍射法、红外光谱法、核磁共振法等。

本实验以非洛地平作为模型药物,聚维酮K30作为载体材料制备固体分散体。非洛地平为新型钙离子通道拮抗剂,广泛用于高血压及相关心脑血管疾病的治疗,该药亲脂性强($\log P = 4.9$),水中溶解度极低(约0.6 ng/L),口服吸收差。本实验应用固体分散技术,制备非洛地平固体分散体以改善非洛地平的溶出,提高难溶性药物非洛地平的生物利用度。

三、实验材料与仪器

1. 实验材料 非洛地平、聚维酮K30(PVP-K30)、无水乙醇、氯化钙等。

2. 实验仪器 电子天平、恒温水浴锅、干燥器、蒸发皿、溶出度测定仪、热差分析仪、X射线衍射仪等。

四、实验内容

（一）非洛地平-PVP-K30 共沉淀物的制备

1. 处方

非洛地平	1.0 g
PVP-K30	5.0 g

2. 制备方法

（1）制备非洛地平-PVP-K30 共沉淀物：首先称取 PVP-K30 5.0 g，置于蒸发皿中，加入无水乙醇 30 mL，80～90 ℃水浴加热使其完全溶解，随后加入非洛地平 1.0 g，搅拌均匀并使其溶解，继续搅拌使溶剂蒸发，将蒸发皿置于干燥器（氯化钙）内进行干燥，粉碎，过 80 目筛，备用。

（2）制备非洛地平与 PVP-K30 的物理混合物：称取 PVP-K30 5.0 g、非洛地平 1.0 g，置于蒸发皿中，混合均匀，备用。

（二）非洛地平-PVP-K30 共沉淀物的验证

分别称取非洛地平 50 mg，含非洛地平 50 mg 的非洛地平-PVP-K30 共沉淀物及物理混合物。

1. 溶出速率测定

溶出介质的配制：取乙醇 100 mL，加蒸馏水定容至 1000 mL，摇匀，即得。

标准曲线的绘制：精密称取干燥至恒重的非洛地平约 10 mg，置于 100 mL 容量瓶中，加无水乙醇溶解、定容并摇匀；分别吸取该溶液 0.6 mL、0.8 mL、1.0 mL、1.2 mL、1.4 mL、1.6 mL 置于 10 mL 容量瓶中，加上述溶出介质定容；以溶出介质为空白，于 361 nm 波长处测定吸光度 A。以吸光度为纵坐标、浓度 C 为横坐标绘制标准曲线，求得标准曲线方程。

溶出速率测定：按《中国药典》2015 年版四部 0931 溶出度与释放度测定方法第二法（桨法）。溶出介质为 10%乙醇溶液 900 mL，转速为 100 r/min，当介质温度恒定在（37±0.5）℃时，溶出杯中分别加入样品，于 2 min、5 min、10 min、15 min、20 min、30 min 取样，每次取样 7 mL（同时补加溶出介质 7 mL），样液过滤，弃初滤液，取续滤液 5 mL，置于 10 mL 容量瓶中，加溶出介质定容，摇匀，于 361 nm 波长处测定吸光度 A，按标准曲线方程计算出样品浓度 C，溶出介质体积为 V，样品中非洛地平总量为 W，根据公式（11-1）计算不同时间累积溶出百分率。

$$累积溶出百分率（\%）= \frac{C \times V \times 稀释倍数}{W} \times 100\% \tag{11-1}$$

2. 差热分析法（DTA）

工作条件：氮气，升温速度为 10 ℃/min，扫描范围为 30～300 ℃。

3. X 射线衍射法

工作条件：Cu-Kα 石墨单色器，高压 30 kV，管流 50 mA，扫描速度 2 ℃/min。

4. 熔点测定

按《中国药典》2015 年版四部 0612 熔点测定法第一法测定。

五、实验结果与讨论

（1）根据溶出速率测定结果绘制溶出曲线，并依据溶出曲线比较非洛地平原料药、非洛地平与 PVP-K30 的物理混合物、非洛地平-PVP-K30 固体分散体的溶出差异，以判断非洛地平-PVP-K30 固体分散体是否形成。

（2）依据实验样品的差热分析曲线、X 射线衍射图及熔点测定结果，判断非洛地平-PVP-K30 固体分散体是否形成，并分析非洛地平的分散状态。

六、操作注意事项

（1）制备非洛地平-PVP-K30 共沉淀物时，溶剂蒸发速率是影响共沉淀物均匀性及防止药物结晶析出的重要因素，需在搅拌下快速蒸发，共沉淀物均匀性好，结晶不易析出，否则均匀性差，如果有药物结晶析出，将影响固体分散体的溶出速率。

（2）共沉淀物蒸去溶剂后，倾入不锈钢板上迅速冷凝固化（下面放置冰块等方法），有利于提高共沉淀物的溶出速率。

七、思考题

（1）固体分散体的制备工艺有哪些？不同制备工艺各有什么特点？本实验中使用哪种方法制备固体分散体？

（2）共沉淀物与物理混合物的熔点和溶出速率是否一样，为什么？

（3）固体分散体的验证方法有哪些？

（刘　佳　吕晓洁）

实验十二　包合物的制备及验证

一、实验目的

1. 掌握饱和水溶液法制备包合物的制备工艺。
2. 熟悉包合物的特点及包合率的计算
3. 了解包合物的验证方法。

二、实验原理

（一）包合物及其特点

包合物是指一种分子被包嵌于另一种分子的空穴结构内而形成的特殊形式的分子复合物。包合物由主分子和客分子组成，一般主分子具有较大的空穴结构，可以容纳部分或整个客分子，被包嵌的分子为客分子。

包合物的特点：药物作为客分子经包合后，难溶性药物的溶解度增大，溶出加快，有利于药物吸收；药物的稳定性提高，还可使液体药物固态化，防止挥发性成分损失，掩盖药物不良嗅味，降低药物的刺激性与毒副作用等。

（二）包合材料

包合物中的主分子又称包合材料，包括环糊精、胆酸、淀粉、纤维素、蛋白质、核酸等。其中最常用的是环糊精（cyclodextrin, CD）及其衍生物。

常见的环糊精有 α、β、γ 三种类型，其中以 β-环糊精（β-CD）最为常用，它在水中的溶解度最小，易从水中析出结晶，随着温度升高其溶解度逐渐增大。经安全性评价证明 β-CD 的毒性很低，已被作为药用辅料收载入《中国药典》2015 年版。

为了改善 β-CD 的理化性质，对其进行结构修饰，将甲基、乙基、羟乙基、羟丙基、葡萄糖基等基团引入 β-CD 分子中，形成了一系列 β-CD 衍生物。

（三）包合物的制备

包合物制备方法有饱和水溶液法、研磨法、喷雾干燥法及冷冻干燥法等。采用饱和水溶液法（亦称重结晶法或共沉淀法）可方便地制得包合物，将 CD 配制成饱和水溶液，随后在其溶液中加入客分子药物溶液（水不溶性药物可用少量有机溶剂溶解后再注入 CD 饱和水溶液），通过搅拌使药物被包合，形成的包合物析出。在水中溶解度大的药物，其包合物仍有部分溶解在溶液中，可通过加入有机溶剂，促使包合物析出。将析出的包合物过滤分离，根据药物性质选用适当的溶剂洗净、干燥即得。

NOTE

70

（四）包合物的验证

药物与 CD 是否形成包合物，需要将包合物、药物分子、CD、CD 与药物分子的物理混合物进行各方面的性质对比，常用的验证方法有相溶解度法、紫外-可见分光光度法、热分析法、X 射线衍射法、红外光谱法、核磁共振法、薄层色谱法等。

本实验以 β-CD 为主分子，陈皮挥发油为客分子制备包合物。陈皮挥发油具有较强的挥发性，制成包合物后，可使其减少挥发，液态油转变为固体粉末，便于配方。

三、实验材料与仪器

1. 实验材料　干陈皮、β-CD、无水乙醇、无水硫酸钠、正己烷、氯仿、硅胶、羧甲基纤维素钠（CMC-Na）、香草醛、浓硫酸等。

2. 实验仪器　挥发油提取器、恒温磁力搅拌器、电子天平、干燥箱、热差分析仪等。

四、实验内容

（一）陈皮挥发油 β-CD 包合物的制备

1. 陈皮挥发油的制备

取干陈皮 200 g 粉碎成中等粉末，加入 10 倍量蒸馏水，浸泡过夜，按照《中国药典》2015 年版附录挥发油制备方法甲法，用挥发油提取器提取 3 h，经无水硫酸钠脱水后，得棕淡黄色油状液体，即为陈皮挥发油，备用。

2. 陈皮挥发油乙醇溶液的制备

精密吸取陈皮挥发油 1 mL，置于 5 mL 容量瓶中，加无水乙醇溶解，并定容至刻度，备用。

3. β-CD 饱和水溶液的制备

称取 β-CD 8 g，置于烧杯中，加蒸馏水 100 mL，于（60±1）℃制成饱和水溶液，保温，备用。

4. 陈皮挥发油 β-CD 包合物的制备

取 100 mL β-CD 饱和水溶液置于烧杯中，于 60 ℃恒温条件下充分搅拌，另精密吸取陈皮挥发油乙醇溶液 5 mL，缓慢滴入 60 ℃的 β-CD 饱和水溶液中，不断搅拌，并用 5 mL 无水乙醇（分三次）洗涤移液管，同时将洗涤液滴入 β-CD 饱和溶液中。待溶液逐渐浑浊并有白色沉淀析出时继续搅拌 4 h，停止加热，继续搅拌至室温，置于冰箱中放置 12 h，待沉淀析出完全后，抽滤，用 5 mL 无水乙醇洗涤三次，抽滤至干，50 ℃以下干燥，称量，计算收率。

（二）陈皮挥发油 β-CD 包合物形成的验证

1. 薄层色谱法（TLC）

（1）硅胶 G 板的制作。

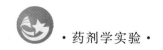

将1份固定相(硅胶 G)、3份0.5% CMC-Na 水溶液于研钵中向同一方向研磨混合,去除表面气泡,倒入涂布器中,在玻璃板上平稳地移动斜面器进行涂布(厚度为0.2~0.3 mm),取下涂好薄层的玻璃板,置于水平台上室温晾干,于110 ℃烘干30 min,立即置于干燥箱中备用。使用前检查其均匀度(可通过透射光和反射光检查)。

(2)样品液的制备。

陈皮挥发油样品液 A 的制备:精密吸取陈皮挥发油500 μL,加无水乙醇9.5 mL,溶解,即得。

陈皮挥发油 β-CD 包合物样品液 B 的制备:精密称取包合物适量(相当于含有500 μL 陈皮挥发油的量),加无水乙醇9.5 mL,振荡,取上清液,备用。

(3)TLC 条件。

用微量进样器分别精密吸取样品液 A、B 各10 μL,点于同一硅胶 G 板上,以乙酸乙酯-甲醇-水(100∶17∶13)为展开剂,展开前将薄层板置于展开槽中饱和10 min,上行展开,展距15 cm,1% 香草醛浓硫酸溶液为显色剂,喷雾后烘干显色。

2. 差热分析法(DTA)

(1)样品的制备:陈皮挥发油为样品 A,β-CD 为样品 B,包合物为样品 C,按包合物中挥发油与 β-CD 的比例称取陈皮挥发油和 β-CD,制成两者的物理混合物为样品 D。

(2)DTA 条件:测定气体为氮气,升温速度为10 ℃/min,扫描范围30~300 ℃,对 A、B、C、D 四份样品进行测定。

(三)陈皮挥发油 β-CD 包合物中含油率、包合率及包合物收率的测定

(1)吸取陈皮挥发油1 mL 置于圆底烧瓶中,加蒸馏水100 mL,按《中国药典》2015年版通则2204 挥发油测定法提取陈皮挥发油并测定挥发油量,计算提取校正因子。

(2)称取陈皮挥发油包合物适量(约相当于含挥发油0.5~1.0 mL),置于圆底烧瓶中,加适量蒸馏水,按上述方法提取陈皮挥发油并计算。根据所测数值,利用公式12-1、12-2、12-3计算包合物的含油率、包合率及包合物收率。

$$含油率(\%)=\frac{包合物中实际含油量(g)}{包合物质量(g)}\times100\% \tag{12-1}$$

$$包合率(\%)=\frac{包合物中实际含油量(g)}{投油量(g)}\times100\% \tag{12-2}$$

$$包合物收率(\%)=\frac{包合物质量(g)}{环糊精质量(g)+投油量(g)}\times100\% \tag{12-3}$$

五、实验结果与讨论

(一)陈皮挥发油 β-CD 包合物的制备

绘制饱和水溶液法制备陈皮挥发油 β-CD 包合物的工艺流程图。

（二）陈皮挥发油 β-CD 包合物的验证

（1）绘制 TLC 图,说明包合前后的特征斑点与 R_f 值的情况,以此判断包合物是否形成。

（2）通过 DTA 图,比较包合前后的峰形与峰温,以此判断包合物是否形成。

（三）陈皮挥发油 β-CD 包合物的含油率、包合率及包合物收率

将陈皮挥发油 β-CD 包合物的含油率、包合率及包合物收率填入表 12-1。

表 12-1　陈皮挥发油 β-CD 包合物的含油率、包合率及包合物收率

样品	含油率/(%)	包合率/(%)	包合物收率/(%)
包合物			

六、操作注意事项

（1）陈皮挥发油提取过程中,陈皮应粉碎为中粉,不应粉碎过细,否则会导致挥发油过分散失,同时粉末过细,加水加热时易成糊状,容易引起焦化和暴沸。

（2）本实验采用饱和水溶液法制备包合物,主分子 β-CD 室温下溶解度较小,而 β-CD 的溶解度随温度升高而显著增大,实验中选取 60 ℃制备 β-CD 饱和水溶液,以增大 β-CD 的浓度,有利于包合。

（3）搅拌时间是影响包合的主要因素,因此实验中应充分搅拌,保证包合过程充分进行,以提高包合率。

七、思考题

（1）制备包合物的关键影响因素有哪些？应如何进行控制？

（2）包合物形成的验证方法有哪些？

（刘　佳）

实验十三 缓释片的制备及质量控制

一、实验目的

1. 掌握缓释片释放度的测定方法,释放曲线的绘制与释放规律的考察。
2. 通过制备对乙酰氨基酚骨架型缓释片,熟悉缓释片制备的基本工艺流程。
3. 了解 SPSS 分析软件拟合释药规律。

二、实验原理

缓释制剂系指在规定释放介质中,按要求缓慢地非恒速释放药物,与相应的普通制剂比较,给药频率比普通制剂减少一半或有所减少,且能显著地增加患者依从性的制剂。口服缓释制剂在人体胃肠道的转运时间一般可维持 8~12 h,根据药物用量及药物的吸收代谢性质,其作用可达 12~24 h,患者口服 1~2 次/天。缓释制剂按剂型分类主要有片剂、颗粒剂、丸剂和胶囊剂等。其中,缓释片剂又分为骨架片、膜控片和渗透泵片等。缓释骨架片是药物和一种或多种骨架材料以及其他辅料,通过制片工艺而成型的片状固体制剂。根据使用骨架材料的不同,又可分为亲水性凝胶骨架片、溶蚀性骨架片和不溶性骨架片。不同类型的缓释骨架片通过不同的释放机制延长药物作用时间、减少服用次数。

本实验使用亲水性凝胶材料羟丙基甲基纤维素(HPMC)制备对乙酰氨基酚亲水性凝胶骨架片。亲水性凝胶骨架片中药物的释放是凝胶层不断溶蚀和药物在凝胶层扩散的综合释药过程,且因药物水溶性的不同,释放机制也不尽相同。水溶性大的药物以药物扩散为主,而水溶性小的药物则以凝胶骨架溶蚀为主。本实验若增加 HPMC 用量,可使片剂遇水后形成凝胶层的速率加快、厚度增加,而使水分向片芯渗透率减小,致使凝胶骨架溶蚀减缓、药物释放速率减慢;若加入水溶性小分子乳糖,则在一定程度上可促使水分渗入片芯,加快片剂溶蚀,从而加快释放速率。因此,可通过 HPMC、乳糖用量的改变来调节对乙酰氨基酚缓释片的药物释放速率。

药物的缓控释原理主要有溶出、扩散、溶蚀与扩散相结合、渗透压和离子交换机制。在真实的情况下,药物的释放往往受多种因素的制约。在骨架体系中,药物的释放受骨架溶蚀速率与药物扩散速率的控制。药物的释放特点可用数学模型表达:

$$M_t / M_\infty = K t^n \tag{13-1}$$

式中:M_t、M_∞ 分别为 t 和 ∞ 时间的累积释放量;K 为骨架结构和几何特性常数;n 为释放指数,用以表示药物的释放机制。当 $n=1$ 时,制剂中药物释放速率符合零级动

NOTE

74

力学;当 $n=1/2$ 时,制剂中药物释放符合 Higuchi 方程;二者分别表示溶蚀控制和扩散控制的释放规律。当 n 介于 $1/2$ 和 1 之间时,表示制剂中药物释放规律是扩散和溶蚀综合作用的结果,为不规则转运。

缓释片质量控制指标:①片重差异,指按规定称量方法测定每片质量与平均片重之间的差异,保证剂量准确;②硬度,指片剂的径向破碎力(kN),常用硬度测定仪测定,在生产中监控硬度的简便方法是将片剂置于中指与食指之间,用拇指轻压,根据片剂的抗压能力判断其硬度,通过硬度监控防止片剂在包装、运输等过程中破碎或被磨损,同时可保证剂量准确;③释放度,在规定条件下药物从缓释片中溶出的速率和程度,通过其测定结果找出缓释片的释放规律,筛选骨架材料或用于缓释片的质量控制;④其他,包括片剂外观、药物含量均匀度等。

释放度要求测定至少三个时间点,一般第一点的取样时间为 $0.5\sim2$ h,用于考察药物是否有突释;第二点的累积释放量约为 50%,用于确定释药特性;最后取样点的累积释放量至少达 75%,用于考察药物释放是否基本完全。缓释片的释放度应达到第一点释放 $\leqslant30\%$($0\%\sim30\%$),第二点释放约 50%($45\%\sim65\%$),第三点释放 $\geqslant75\%$($75\%\sim100\%$)。具体测定方法依照溶出度测定法进行,释放介质为人工胃液和人工肠液,有时也可用水或其他介质。在规定的取样时间点,吸取溶液适量(同时补加等体积释放介质),过滤,测定并计算药物释放量。

三、实验材料与仪器

1. 实验材料 对乙酰氨基酚原料约、HPMC K_{4M}、无水乙醇、硬脂酸镁(均为 CP 级)、对乙酰氨基酚对照品、市售对乙酰氨基酚缓释片等。

2. 实验仪器 ME215S 型分析天平、TDP 单冲压片机、冲头(5.5 mm 浅凹冲)、GRX-6 烘箱、搪瓷盘、不锈钢筛网(80 目)、尼龙筛网(14 目,16 目)、752 型紫外-可见分光光度计、SY-2D 片剂四用测定仪、溶出仪、崩解仪、0.8 μm 微孔滤膜等。

四、实验内容

(一) 对乙酰氨基酚缓释片处方

对乙酰氨基酚	13.00 g
HPMC K_{4M}	2.88 g
硬脂酸镁	0.10 g
75%乙醇	适量
共制得	20 片

(二) 制备工艺

①研碎对乙酰氨基酚原料药,过 80 目不锈钢筛网;②将原料药粉末与 HPMC K_{4M} 混合均匀;③加润湿剂 75%乙醇制软材;④过 16 目尼龙筛网制粒;⑤湿颗粒置于 $40\sim60$ ℃干燥(约 40 min);⑥加入硬脂酸镁,过 14 目尼龙筛网整粒,混合均匀;

NOTE

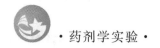

⑦10 mm 冲模压片。

（三）缓释片的质量控制

1. 片重差异 取 20 片自制缓释片精密称定,求得平均片重;再分别称定各片的质量,片重差异计算如下式:

$$片重差异(\%)＝(平均片重－单个片重)/平均片重×100\% \qquad (13\text{-}2)$$

2. 硬度 应用片剂四用测定仪进行测定。将自制缓释片垂直固定在仪器两柱之间,其中的活动柱杆借助弹簧沿水平方向对片剂径向加压,当片剂碎裂时,活动柱杆的弹簧停止加压,仪器刻度盘所指示的压力即为片剂的硬度。

3. 药物含量测定 采用对照品比较法进行药物含量测定。取本品 6 片,精密称定,研细,精密称取适量(约相当于对乙酰氨基酚 40 mg),置于 250 mL 容量瓶中,加 0.4％氢氧化钠溶液及水各 50 mL,振摇 15 min 使对乙酰氨基酚溶解,加水稀释至刻度,摇匀,过滤,精密量取续滤液 5 mL,置于 100 mL 容量瓶中,加 0.4％氢氧化钠溶液 10 mL,加水稀释至刻度,摇匀,作为供试品溶液;另精密称取对乙酰氨基酚对照品适量,加 0.4％氢氧化钠溶液溶解并稀释制成约 8 $\mu g/mL$ 的溶液,作为对照品溶液。按紫外-可见分光光度法分别测定各样品在波长 257 nm 处的吸光度,计算公式如下式:

$$C_X = (A_X / A_R) C_R \qquad (13\text{-}3)$$

式中:C_X 为供试品溶液的浓度,C_R 为对照品溶液的浓度,A_X 为供试品溶液的吸光度,A_R 为对照品溶液的吸光度。

4. 缓释片的释放规律考察

(1) 标准曲线的绘制。

储备液的配制:取对乙酰氨基酚适量(约 500 mg),精密称定,置于 50 mL 容量瓶中,加水溶解并稀释至刻度,取 1 mL 置于 50 mL 容量瓶中,加水稀释至刻度。

标准曲线的绘制:取 50 mL 容量瓶 7 只,依次加入储备液 0.25 mL、0.5 mL、1 mL、2 mL、3 mL、4 mL、5 mL,加水稀释至刻度。

以水作参比,用紫外-可见分光光度法测定各溶液在波长 242 nm 处的吸收度,数据经回归处理得标准曲线回归方程。

(2) 释放规律考察。

样品:自制对乙酰氨基酚缓释片、市售对乙酰氨基酚缓释片。

溶出仪开机,使水循环,预热至(37.5±0.5)℃。量取经脱气处理的溶剂(蒸馏水)900 mL 作为释放介质,倒入溶出杯中使介质温度保持在(37.5±0.5)℃。取供试片 6 片,分别投入转篮内,转速为 100 r/min,介质接触到片剂后立即开始计时。分别于 0.5 h、1.0 h、1.5 h、2.0 h、3.0 h、4.0 h、6.0 h、8.0 h、12.0 h、18.0 h 取液 5 mL,同时补入同温度介质 5 mL。样品经 0.8 μm 滤膜过滤,取续滤液 2~3 mL,用紫外-可见分光光度法进行含量测定。具体方法:精密吸取续滤液 1 mL,置于 50 mL 的容量瓶中,加水稀释至刻度,测定溶液在波长 242 nm 处的吸光度,将其代入标准曲线的回归方程,计算药物浓度和累积释放量,考察释放规律及释药 $t_{1/2}$,将自制缓释片与市售缓释片的测定结果进行对比。

五、实验结果与讨论

(一)片重差异

取 20 片自制缓释片称定总质量,求得平均片重;再分别精密称定各片质量,计算各片片重与平均片重的差异。结果填入表 13-1。

表 13-1　片重差异的测定结果

编号	片重/mg	编号	片重/mg
1		11	
2		12	
3		13	
4		14	
5		15	
6		16	
7		17	
8		18	
9		19	
10		20	
平均片重($n=20$):		RSD =	
评价及原因分析:			

(二)外观、硬度及药物含量均匀度

随机抽取 6 片自制缓释片,观察片剂的外观,测定其硬度和药物含量均匀度。结果填入表 13-2。

表 13-2　外观、硬度及药物含量均匀度的测定结果

编号	外观	直径×厚度 /(mm×mm)	硬度/N	抗张强度/MPa	含量/(mg/片)
1					
2					
3					
4					
5					
6					
平均					

NOTE

（三）标准曲线的绘制

将标准溶液的浓度与吸光度通过最小二乘法进行线性回归,求得标准曲线。结果填入表 13-3。

表 13-3　标准曲线数据表

样品编号	1	2	3	4	5	6	7
浓度/(mg/mL)							
吸光度							
回归方程				$r=$			

（四）释放度及释放曲线

1. 释放度　测定样液在波长 242 nm 处的吸光度,根据标准曲线回归方程,计算药物浓度和释放量,再除以片剂中药物含量,即得各时间点药物的累积释放百分率。结果填入表 13-4 及表 13-5。将自制缓释片与市售缓释片的测定结果进行对比。

表 13-4　自制缓释片释放速率测定数据

取样时间/h	0.5	1.0	1.5	2.0	3.0	4.0	6.0	8.0	12.0	18.0
吸光度										
$C_溶$/(mg/mL)										
释放百分率/(%)										

表 13-5　市售缓释片释放速率测定数据

取样时间/h	0.5	1.0	1.5	2.0	3.0	4.0	6.0	8.0	12.0	18.0
吸光度										
$C_溶$/(mg/mL)										
释放百分率/(%)										

2. 释放曲线　使用 SPSS 软件分别按零级、一级和 Higuchi 方程拟合自制缓释片和市售缓释片的释放曲线,求得药物的释放规律和释药 $t_{1/2}$。结果填入表 13-6。

表 13-6　缓释片释药方程的数据拟合

数据或计算方法	自制缓释片释药方程	市售缓释片释药方程
零级释药方程:$M_t/M_\infty = Kt$	$r=$	
一级释药方程:$\ln(1-M_t/M_\infty) = -Kt$	$r=$	
Higuchi 释药方程:$M_t/M_\infty = Kt_{1/2}$	$r=$	

因此,释药规律为自制缓释片符合_____;市售缓释片符合_____。二者的释药 $t_{1/2}$ 分别为_____、_____。

六、操作注意事项

（1）制软材用 75% 乙醇作润湿剂时,其用量应适宜,使软材达到"手握成团、轻压即散"的程度,保证制得的颗粒无长条、块状和过多细粉。

(2)缓释片的硬度对释药速率有直接影响,本实验将硬度控制在 5～7 N 为宜。

(3)标准曲线的精确与否影响到整个实验结果的准确性,标准曲线回归方程的相关系数 r 应大于 0.999。

(4)释放实验中,转篮必须垂直,转速要保持稳定,取样时间和取样量都要准确、一致。样液用 0.8 μm 孔径的微孔滤膜过滤时应在 30 s 内完成。

七、思考题

(1)口服缓释制剂主要有哪些类型?

(2)设计口服缓释制剂一般需要考虑哪些问题?

(3)缓释片的释放要求是什么? 进行释放度检测有何意义?

(梁德胜)

实验十四 微囊的制备及质量评价

一、实验目的

1. 掌握单凝聚法和复凝聚法制备微囊的工艺及原理。
2. 熟悉光学显微镜法测定微囊粒径的方法。
3. 了解微囊的成囊条件、影响因素及控制方法。

二、实验原理

(一) 微囊的定义与常用囊材

微囊(microcapsules)系指固态或液态药物(囊心物)被天然的或合成的高分子材料(囊材)包封成的药库型微型胶囊。通常粒径在 $1\sim250\ \mu m$ 的称微囊,而粒径在 $0.1\sim1\ \mu m$ 的称亚微囊,粒径在 $10\sim100\ nm$ 的称纳米囊。根据临床需要,可将微囊制成散剂、胶囊剂、片剂、注射剂及软膏剂等。

常用囊材可分为以下三类。

1. 天然高分子材料

明胶、阿拉伯胶、蛋白质、淀粉、壳聚糖、海藻酸盐、磷脂、胆固醇、脂肪油和植物油等。

2. 半合成高分子材料

分为可生物降解与不可生物降解两类。可生物降解的材料有氢化大豆磷脂、聚乙二醇二硬脂酰磷脂酰乙醇胺和羧甲基纤维素钠等;不可生物降解的材料有甲基纤维素、乙基纤维素、羟丙甲纤维素和邻苯二甲酸乙酸纤维素等。

3. 合成高分子材料

分为可生物降解与不可生物降解两类。可生物降解的材料应用较广的有聚乳酸、聚氨基酸、聚羟基丁酸脂、乙交酯-丙交酯共聚物和聚乙烯醇等,不可生物降解的材料有聚酰胺、丙烯酸树脂和硅橡胶等。

其中,明胶是最常用的囊材,按水解方法不同分为 A 型和 B 型。A 型明胶由酸法水解制得,其等电点为 pH $7.0\sim9.0$。B 型明胶由碱法水解制得,其等电点为 pH $4.7\sim5.0$。当 pH 高于等电点时,明胶带负电;pH 低于等电点时,明胶带正电。A 型和 B 型两种明胶在成膜性能上无明显差别,可根据药物对酸碱性的要求选用。

(二) 微囊的特点

NOTE

药物制成微囊后有如下特点:①掩盖了药物的不良气味或口味;②提高药物的

稳定性;③防止药物在胃内失活或减少对胃的刺激;④改善药物的流动性和可压性,使液态药物固态化,便于应用与储存;⑤减少复方药物的配伍变化;⑥可制备缓释、控释和迟释制剂;⑦使药物浓集于靶区,提高疗效,降低毒副作用等。

(三)制备方法

微囊的制备方法有很多,可归纳为物理化学法、化学法及物理机械法等。其中以物理化学法中的单凝聚法和复凝聚法较为常用。

1. 单凝聚法制备微囊的原理和工艺

单凝聚法(simple coacervation)是相分离法中较常用的一种,它是在高分子材料中加入凝聚剂以降低高分子的溶解度而凝聚成囊的方法。该方法是以一种高分子化合物为囊材,将囊心物分散在囊材中,然后加入凝聚剂,如乙醇、丙醇等强亲水性非电解质或硫酸钠溶液、硫酸铵溶液等强电解质析出凝聚成囊。由于囊材微粒水合膜中的水与凝聚剂结合,体系中囊材的溶解度降低,凝聚形成微囊。这种凝聚过程是可逆的,当凝聚条件解除(如加水稀释)时,可解凝聚而至微囊消失,反复凝聚-解凝聚过程至微囊达到满意性状和均匀度后,再用适宜的方法使微囊固化,形成不可逆的微囊。

2. 复凝聚法制备微囊的原理和工艺

复凝聚法(complex coacervation)系指利用两种具有相反电荷的高分子材料作为复合囊材,将囊心物分散、混悬或乳化在囊材的水溶液中,在一定条件下交联且与囊心物凝聚成囊的方法。复凝聚法是经典的微囊化方法,它操作简便,容易掌握,适用于难溶性药物的微囊化。

以本实验所采用的囊材明胶与阿拉伯胶为例,说明复凝聚法的基本原理。将溶液 pH 调至明胶的等电点以下使之带正电(pH 4.0～4.5,明胶带的正电荷多),而阿拉伯胶仍带负电,由于电荷互相吸引交联形成正、负离子的络合物,溶解度降低而凝聚成囊,加水稀释,调 pH 至 8～9,加入甲醛交联固化,洗去甲醛,即得微囊。

本实验以液状石蜡、鱼肝油、吲哚美辛作为模型药物,分别采用单凝聚法或复凝聚法制备微囊。

鱼肝油(fish liver oil)是从鲨、鳕、鲭等鱼类肝脏中提取的脂肪,为黄色至橙红色的澄清液体,稍有鱼腥味,常用于治疗夜盲症、软骨症、干燥性眼炎、佝偻病,以及其他缺乏维生素 A、维生素 D 的疾病。鱼肝油具有腥味,本实验将鱼肝油制备成微囊,其主要目的是掩盖不良口味。

液状石蜡是从石油中制得的多种液状烃的混合物,为无色透明油状液体,相对密度为 0.86～0.905 g/mL(25 ℃)。它在肠内不被消化,吸收极少,对肠壁和粪便起润滑作用,且能阻止肠内水分吸收,软化人便,使之易于排出。在本实验中它们作为脂性液体药物的模型,将其制成微囊后可进一步制成固体制剂。

吲哚美辛(indomethacin, IMC),水中微溶,具有解热、镇痛、抗炎的作用,常用于急慢性风湿性关节炎及癌症疼痛的治疗。吲哚美辛对胃有刺激性,将吲哚美辛制成微囊后,药物对胃的刺激性明显改善,并能使药物缓慢释放,延长疗效。

（四）质量要求及质量评价

1. 有害有机溶剂的限度检查 在生产过程中引入有害有机溶剂时,应按残留溶剂测定法(《中国药典》2015年版通则0861)测定,凡未规定限度者,可参考人用药品注册技术要求国际协调会(ICH)指导原则,否则应制定有害有机溶剂残留量的测定方法与限度。

2. 形态、粒径及其分布的检查与形态观察 微囊制剂可采用光学显微镜、扫描或透射电子显微镜等观察,均应提供照片。微囊形态应为圆整球形或椭圆形的封闭囊状物,并提供粒径的平均值及其分布的数据或图形。测定粒径有多种方法,如光学显微镜法、电感应法、光感应法或激光衍射法等。

3. 载药量和包封率的检查 微囊制剂应提供载药量和包封率的数据。若得到的是分散在液体介质中的微囊制剂,应通过适当方法(如凝胶柱色谱法、离心法或透析法)进行分离后测定,包封率一般不得低于80%。

4. 突释效应或渗透率的检查 药物在微囊制剂中的情况一般有三种,即吸附、包入和嵌入。在体外释放实验中,表面吸附的药物会快速释放,称为突释效应。开始0.5 h内的释放量要求低于40%。若微粒制剂产品分散在液体介质中储存,应检查渗漏率。

5. 氧化程度的检查 含有磷脂、植物油等容易被氧化载体辅料的微囊制剂,需进行氧化程度的检查。

6. 其他规定 微囊制剂还应分别符合有关制剂通则(如片剂、胶囊剂、注射剂、眼用制剂、鼻用制剂、贴剂、气雾剂等)的规定。若微囊制剂制成缓释、控释、迟释制剂,则应符合缓释、控释、迟释制剂指导原则(《中国药典》2015年版通则9013)的要求。

7. 靶向性评价 具有靶向作用的微囊制剂应提供靶向性的数据,如药物体内分布数据及体内分布动力学数据等。

三、实验材料与仪器

1. 实验材料 鱼肝油、液状石蜡、吲哚美辛、明胶、阿拉伯胶、甲醛、Schiff试剂、醋酸、氢氧化钠、无水硫酸钠等。

2. 实验仪器 恒温水浴锅、显微镜、电动搅拌器、烧杯等。

四、实验内容

（一）液状石蜡（或鱼肝油）微囊的制备（单凝聚法）

1. 液状石蜡（或鱼肝油）微囊处方

液状石蜡（或鱼肝油）　　　　2 g

明胶　　　　　　　　　　　　2 g

10％醋酸溶液	适量
40％硫酸钠溶液	适量
37％甲醛溶液	2.4 mL
蒸馏水	适量

2. 液状石蜡(或鱼肝油)微囊配制方法

(1)明胶水溶液的配制。

称取明胶 2 g,加蒸馏水 10 mL,浸泡膨胀后,(50±1)℃水浴加热溶解即得 A 溶液,保温备用。

称取明胶 2 g,加蒸馏水 10 mL,浸泡膨胀后,(50±1)℃水浴加热溶解并稀释至 60 mL 即得 B 溶液,保温备用。

(2)40％硫酸钠溶液的配制:称取无水硫酸钠 36 g,加蒸馏水 90 mL 混匀,于 (50±1)℃溶解即得,保温备用。

(3)硫酸钠稀释液的浓度计算及配制:根据成囊后系统中所含的硫酸钠浓度(如为 a％),再增加 1.5％,以(a＋1.5)％计算稀释液浓度,再计算 3 倍于系统体积所需硫酸钠的质量。重新称量硫酸钠,配成该浓度后,(50±1)℃放置即得,备用。

(4)液状石蜡(或鱼肝油)乳状液的制备。

方法 1:称取液状石蜡(或鱼肝油)2 g 于 150 mL 烧杯中,加入 10 mL A 溶液,加水稀释至 60 mL,组织捣碎机或电动搅拌器搅拌乳化 1~2 min,得初乳。

方法 2:将液状石蜡(或鱼肝油)2 g 置于研钵中,加入少量 B 溶液(总量 60 mL),研磨至两相液体(淡黄色及无色)逐渐变成近白色均相半固体(需 10 min 以上),再用余下部分 B 溶液转移半固体于烧杯中,搅拌均匀得初乳。将初乳转移至 250 mL 烧杯中,用 10％醋酸调节 pH 至 3~4(耗酸约 7 mL),即得。取少许于载玻片上用显微镜观察,并记录结果。

(5)微囊的制备。

将液状石蜡(或鱼肝油)乳状液置于(50±1)℃水浴中,搅拌下缓慢将 40％硫酸钠溶液滴入乳状液中,至显微镜观察已凝聚成囊为度(需要硫酸钠溶液 10~12 mL),记录硫酸钠溶液用量。计算系统中的硫酸钠百分浓度,以及所需硫酸钠稀释液的浓度,并配制稀释液。搅拌下将成囊系统体积 3 倍的硫酸钠稀释液倒入成囊系统中,使凝聚囊分散,冰水浴降温至 5~10 ℃,加 37％甲醛溶液 2.4 mL,搅拌 15 min,加 20％ NaOH 溶液调节 pH 至 8~9,继续搅拌 1 h,充分静置后,抽滤,用蒸馏水抽洗至洗出液无甲醛(用 Schiff 试剂检查不显色)为止,抽干,即得。

3. 液状石蜡(或鱼肝油)微囊质量检查

在光学显微镜下观察制得微囊的形状,测定其粒径及其分布。

(二)吲哚美辛微囊的制备(单凝聚法)

1. 吲哚美辛微囊处方

吲哚美辛	2 g

NOTE

明胶	2 g
10%醋酸溶液	适量
40%硫酸钠溶液	适量
37%甲醛溶液	2.4 mL
蒸馏水	适量

2．吲哚美辛微囊配制方法

（1）明胶水溶液的配制：称取明胶 2 g，加适量蒸馏水浸泡溶胀后于（50±1）℃水浴加热，用水稀释至 60 mL，即得。

（2）40%硫酸钠溶液的配制：称取无水硫酸钠 36 g，加蒸馏水 90 mL 混匀，于（50±1）℃溶解即得，保温备用。

（3）硫酸钠稀释液的浓度计算及配制：根据成囊后系统中所含的硫酸钠浓度（如为 a%），再增加 1.5%，以（a＋1.5）%计算稀释液浓度，再计算 3 倍于系统体积所需硫酸钠的质量。重新称量硫酸钠，配成该浓度后，（50±1）℃放置即得，备用。

（4）微囊的制备：①混悬液的制备：称取吲哚美辛 2 g 于烧杯中，加入 60 mL 明胶溶液，搅拌后用 10%醋酸调节 pH 至 3～4（耗酸约 7 mL），取少许于载玻片上用显微镜观察，并记录结果。②成囊：将以上混悬液置于（50±1）℃水浴中，搅拌下缓慢滴加 40%硫酸钠溶液，至显微镜观察已凝聚成囊（需要硫酸钠溶液 10～12 mL），记录硫酸钠溶液用量。计算系统中的硫酸钠百分浓度，以及所需硫酸钠稀释液浓度，并配制稀释液。搅拌下将成囊系统体积 3 倍的硫酸钠稀释液倒入成囊系统中，使凝聚囊分散，冰水浴降温至 5～10 ℃，加 37%甲醛溶液 2.4 mL，搅拌 15 min，加 20%NaOH 溶液调节 pH 至 8～9，继续搅拌 1 h，充分静置后，抽滤，用蒸馏水抽洗至洗出液无甲醛（用 Schiff 试剂检查不显色）为止，抽干，即得。

3．吲哚美辛微囊质量检查

在光学显微镜下观察制得微囊的形状，测定其粒径及其分布。

（三）液状石蜡微囊的制备（复凝聚法）

1．液状石蜡微囊处方

液状石蜡	6 mL（约 5.46 g）
阿拉伯胶	5 g
明胶	5 g
37%甲醛溶液	2.5 mL
10%醋酸溶液	适量
20% NaOH 溶液	适量
蒸馏水	适量

2．液状石蜡微囊配制方法

（1）5%明胶溶液的配制：称取明胶 5 g，用适量蒸馏水浸泡溶胀后，加热溶解，加蒸馏水至 100 mL，搅匀，即得。50 ℃保温备用。

（2）5％阿拉伯胶溶液的配制：取蒸馏水 80 mL 置于小烧杯中，加阿拉伯胶粉末 5 g，加热至 60 ℃左右，轻轻搅拌使溶解，加蒸馏水至 100 mL，即得。

（3）液状石蜡乳状液的制备：取液状石蜡 6 mL（或称取 5.46 g）与 5％阿拉伯胶溶液 100 mL 置于组织捣碎机中，乳化 10 s，即得乳状液。取液状石蜡乳状液 1 滴，置于载玻片上，显微镜下观察，绘制乳状液形态图。

（4）微囊的制备：将液状石蜡乳状液转入 1000 mL 烧杯中，置于 50～55 ℃水浴上，加入 5％明胶溶液 100 mL，轻轻搅拌使其混合均匀。在不断搅拌下，滴加 10％醋酸溶液于混合液中，调节 pH 至 3.8～4.0（广泛 pH 试纸）。

（5）微囊的固化：在不断搅拌下，将温度约为 30 ℃的蒸馏水 400 mL 加至上述微囊液中，将含微囊液的烧杯自 50～55 ℃水浴中取出，在不停搅拌下，自然冷却至温度为 32～35 ℃时，向其中加入冰块适量，继续搅拌急速降温至 5～10 ℃，加入 37％甲醛溶液 2.5 mL（甲醛用蒸馏水稀释 1 倍后加入），搅拌 15 min，再用 20％ NaOH 溶液调节 pH 至 8～9，继续搅拌 45 min，观察至析出微囊为止，取样镜检，静置待微囊沉降。

（6）分离：倾去上清液，将沉淀物过滤（或离心分离），微囊用蒸馏水洗至无甲醛味，并用 Schiff 试剂检查滤液不显色，抽滤，50 ℃干燥，即得。

3. 液状石蜡微囊质量检查

显微镜下观察微囊的形态并绘制微囊形态图，测定微囊的大小（最大和最多的粒径）。比较乳剂和微囊的形态区别。

（四）鱼肝油微囊的制备（复凝聚法）

1. 鱼肝油微囊处方

鱼肝油	3 g
阿拉伯胶	3 g
明胶	3 g
37％甲醛溶液	2.5 mL
10％醋酸溶液	适量
20％ NaOH 溶液	适量
蒸馏水	适量

2. 鱼肝油微囊配制方法

（1）明胶溶液的配制：将处方量明胶用适量蒸馏水浸泡溶胀，加热溶解，加蒸馏水至 60 mL，搅匀，50 ℃保温备用。

（2）阿拉伯胶溶液的配制：于小烧杯中放入适量蒸馏水，将处方量阿拉伯胶粉末撒于液面，待粉末润湿下沉后，搅拌溶解，加水至 60 mL，搅匀，50 ℃保温备用。

（3）微囊的制备。

鱼肝油乳状液的制备：称取鱼肝油 3 g，加入 5％阿拉伯胶溶液 60 mL，用电动搅拌器快速搅拌 1 min，使其乳化后，加入 5％明胶溶液 60 mL，混匀，于载玻片上用显

85

微镜检查乳滴形成,即得。备用。

成囊:将上述乳状液置于大烧杯内,50 ℃水浴恒温,在不断搅拌下向其中滴加 10％醋酸溶液,至 pH 4.0 为止(用广泛 pH 试纸),于显微镜下观察成囊情况,并记录。

微囊的固化:在不断搅拌下,将 30 ℃的约为成囊系统体积 2 倍的蒸馏水(约 240 mL)倾入上述微囊液中,在搅拌下将烧杯转至冰水浴,继续搅拌至 10 ℃以下,加入 37％甲醛溶液 2.5 mL,继续搅拌 15 min,用 20％ NaOH 溶液调节 pH 至 8~9,继续搅拌 1 h,静置至微囊沉降完全,倾去上清液,过滤(或甩干),微囊用水洗至无甲醛味,并用 Schiff 试剂检查滤液不显色,抽滤,50 ℃干燥,即得。

3. 鱼肝油微囊质量检查

在光学显微镜下观察制得微囊的形状,测定其粒径及其分布。

五、实验结果与讨论

对微囊的外观、颜色、大小及粒径分布进行显微镜观察,并绘图。有条件的可测定其电位。

六、操作注意事项

1. 单凝聚法制备液状石蜡(或鱼肝油)微囊和吲哚美辛微囊的注意事项

(1)为避免离子干扰凝聚,制备及清洗容器均应用蒸馏水。

(2)明胶为高分子化合物,其溶液配制不可过早加热,需先自然溶胀,再加热溶解。

(3)液状石蜡乳状液中的明胶既是囊材又是乳化剂,因此,用电动搅拌器搅拌(约 650 r/min)或用组织捣碎机乳化 1~2 min,可保证乳化效果。使用研钵的乳化效果较差,需延长乳化时间。

(4)40％硫酸钠溶液在温度低时会析出晶体,配好后应加盖,于 50 ℃保温备用。

(5)硫酸钠稀释液的浓度至关重要,在凝聚成囊并不断搅拌下,立即计算出稀释液的浓度。例如,成囊已经用去 40％硫酸钠溶液 21 mL,而原液状石蜡乳状液体积为 60 mL,则凝聚系统体积为 81 mL,其硫酸钠浓度为(40％×21 mL)/81 mL＝10.4％,增加 1.5％,即(10.4＋1.5)％＝11.9％就是稀释液的浓度。浓度过高或过低会导致凝聚囊粘连成团或溶解。

(6)在 5~10 ℃加入甲醛固化,可以提高固化效率。固化完成后应将甲醛洗净,避免其毒性。

(7)Schiff 试剂的配制及保存方法:将 100 mL 蒸馏水于锥形瓶中加热至沸,去火,加入 0.5 g 碱性品红,充分振荡,并保持微沸 5 min,室温冷却至 50 ℃时过滤,滤液中加入 10 mL 的 1 mol/L 盐酸,冷却至 25 ℃时再加 0.5 g 偏重硫酸钠,充分振荡后塞紧瓶塞,将溶液于暗处静置 12~24 h。待其颜色由红色褪至淡黄色后,再加入 0.5 g 活性炭,搅拌 5 min,过滤,滤液为无色澄清液,置于棕色瓶中密闭,外包黑纸,储存于 4 ℃冰箱中备用。储存中若出现白色沉淀,则不可再用;若颜色变红,则可加入少许亚硫酸氢钠使之转变为无色后再使用。Schiff 试剂应临用新配。

2. 复凝聚法制备液状石蜡微囊的注意事项

(1)复凝聚法制备微囊,用 10%醋酸溶液调节 pH 是操作关键。因此,调节 pH 时一定要将溶液搅拌均匀,使整个溶液的 pH 为 3.8~4.0。

(2)制备微囊的过程中,始终伴随搅拌,但搅拌速度以产生泡沫最少为度,必要时加入几滴戊醇或辛醇消泡,可提高收率。

(3)固化前勿停止搅拌,以免微囊粘连成团。

3. 复凝聚法制备鱼肝油微囊的注意事项

(1)注意避免无机离子干扰复凝聚成囊。

(2)选取适宜的搅拌速度,以避免微囊粘连或变形。但要避免搅拌过快产生泡沫,导致破囊。必要时可加入几滴戊醇或辛醇消泡,可提高收率;交联固化前勿停止搅拌,以免微囊粘连成团。调节 pH 时也应注意有效搅拌。

(3)加入 30 ℃约 240 mL 蒸馏水的目的是稀释凝聚囊,以改善微囊形态,应搅拌至 5~10 ℃时加入甲醛,保证交联固化效果。

七、思考题

(1)试比较单凝聚法和复凝聚法在成囊原理及条件、对囊心物的要求和囊材固化方法等方面的区别。

(2)影响微囊粒径大小和形状的因素有哪些? 如何控制?

(3)影响复凝聚法制备微囊的关键因素是什么?

(刘艳华)

NOTE

实验十五 脂质体的制备及质量评价(设计性实验)

一、实验目的

1. 掌握脂质体的制备方法及脂质体包封率的测定方法。
2. 熟悉脂质体的质量检查项目及方法。
3. 了解脂质体的形成条件、影响因素及控制方法。

二、实验原理

(一) 概述

脂质体是由两亲性分子如磷脂与(或不与)附加剂为骨架膜材制成的具有双分子层结构的封闭囊泡,在囊泡内水相和双分子膜内可以包裹多种药物。常见的磷脂分子结构中有两条较长的疏水烃链和一个亲水基团。将适量的磷脂加至水或缓冲溶液中,磷脂分子定向排列,其亲水基团面向两侧的水相,疏水的烃链彼此相对缔合成为双分子层,构成脂质体。

按照结构类型,脂质体可分为两类:①单层脂质体,按照粒径大小可分为小单层脂质体和大单层脂质体。小单层脂质体的最小直径约为 20 nm,经超声波处理的脂质体大多数为小单层脂质体;大单层脂质体的直径一般大于 100 nm,用乙醚注入法制备的脂质体多为这一类。②多层脂质体,粒径为 100～5000 nm,在显微镜下可以观察到犹如洋葱断面或人手指纹的多层结构。

(二) 常用辅料

用于制备脂质体的磷脂有天然磷脂(如豆磷脂、卵磷脂等)和合成磷脂(如二棕榈酰磷脂酰胆碱、二硬脂酰磷脂酰胆碱等)。常用的附加剂为胆固醇,与磷脂混合使用,可制得稳定的脂质体,其作用是调节双分子层的流动性,降低脂质体膜的通透性。其他附加剂有十八胺、磷脂酸等,这两种附加剂能改变脂质体表面的电荷性质,从而改变脂质体的包封率、体内外稳定性和体内分布等相关参数。

(三) 制备方法

脂质体的制备方法有多种,应根据药物的性质或需要进行选择。

(1) 薄膜分散法:将磷脂等膜材溶于适量的氯仿或其他有机溶剂中,然后在减压旋转下除去溶剂,使脂质在器壁上形成薄膜后,加入含有水溶性药物的缓冲溶液,进行振摇,则可形成粒径不均匀的大多层脂质体。可进一步采用超声波分散、高压均

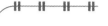

质、高速剪切、挤压通过固定孔径的滤膜等方法,得到较小粒径且分布均匀的脂质体。此法优点是操作简便,脂质体结构典型,但包封率较低。

(2)注入法:将磷脂和胆固醇等类脂质及脂溶性药物溶于有机溶剂中(油相),然后将油相匀速注射到沸点高于有机溶剂的恒温水相(含水溶性药物)中,不断搅拌直至有机溶剂除尽为止,即制得大多层脂质体,再乳匀或超声得到单层脂质体。

(3)逆相蒸发法:将磷脂等脂溶性成分溶于有机溶剂如氯仿中,加入待包封药物的水溶液(水溶液∶有机溶剂=(1∶3)~(1∶6))进行短时超声,直至形成稳定的W/O型乳剂,然后减压蒸去有机溶剂即可形成脂质体。该法适用于水溶性药物、大分子活性药物,如胰岛素等的脂质体制备,可提高包封率。

(4)化学梯度法:化学梯度法是一种主动包封法,该法使得制备高包封率脂质体成为可能,从根本上改变了难以制备高包封率脂质体的局面。但是主动包封技术的应用与药物的结构密切相关,不能推广到任意结构的药物,因而其应用受到了限制。主动载药技术包括三个步骤:①制备空白脂质体,所采用的水相为特定的缓冲液,形成脂质体的内水相;②采用透析或加入酸碱等方法形成膜内外特定的缓冲溶液梯度;③将药物溶解于外水相,适当温度孵育,使在外水相中未解离的药物通过脂质体膜载入内水相中,药物在内水相结合 H^+ 或解离成为离子型,有效提高药物包封率。

根据缓冲物质的不同,主动载药技术分为 pH 梯度法、硫酸铵梯度法和醋酸钙梯度法。对于弱碱性药物可采用 pH 梯度法、硫酸铵梯度法等,对于弱酸性的药物可采用醋酸钙梯度法等。

①pH 梯度法:根据弱酸、弱碱药物在不同 pH 介质中的解离度不同,通过控制脂质体膜内外的 pH 梯度,可使药物以离子形式包封于脂质体的内水相中。该法的优点是包封率特别高。

②硫酸铵梯度法:制备过程与 pH 梯度法非常相似。首先使用硫酸铵缓冲液制备空白脂质体,然后采用交叉透析法等手段除去脂质体外水相的硫酸铵,形成脂质体膜内外的硫酸铵梯度,再与药物溶液一起孵育,达到载药的目的。

在制备含药脂质体时,根据药物装载的机制不同,可分为主动载药与被动载药两大类。主动载药是指上述介绍的化学梯度法,其通过脂质体内外水相的不同离子或化合物梯度进行载药,主要有 K^+-Na^+ 梯度和 H^+ 梯度(即 pH 梯度)等。传统上采用最多的方法为被动载药法。被动载药是指上述介绍的薄膜分散法、注入法、逆相蒸发法等,首先将药物溶于水相或有机相(脂溶性药物)中,然后按所选择的方法制备含药脂质体,其共同特点是在载药过程中脂质体的内外水相和双分子层上的药物浓度基本一致,决定其包封率的因素为药物与磷脂膜的作用力、膜材的组成、脂质体的内外水相体积、脂质体数目及药脂比(药物与磷脂膜材比)等。对于脂溶性且与磷脂膜亲和性高的药物,被动载药法较为适用。而对于两亲性药物,其油水分配系数受介质的 pH 和离子强度的影响较大,包封条件的较小变化就有可能使包封率有较大的变化,此时可采用主动载药法。

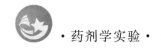

（四）质量评价

评价脂质体质量的指标有粒径、粒径分布和包封率等。其中脂质体的包封率是衡量脂质体内在质量的 个重要指标。常见的包封率测定方法有分子筛法、超速离心法、超滤法等。本实验采用阳离子交换树脂法测定脂质体的包封率。阳离子交换树脂法是利用离子交换作用,将带正电荷的未包进脂质体中的药物(即游离型药物)除去,如本实验中游离的小檗碱,被阳离子交换树脂吸附除去。而包封于脂质体中的药物,由于脂质体带负电荷,不能被阳离子交换树脂吸附,从而达到分离的目的,进而测定包封率。

三、实验材料和仪器

1. 实验材料　注射用大豆磷脂、胆固醇、无水乙醇、磷酸盐缓冲液(PBS)、盐酸小檗碱、主动载药缓冲物质(枸橼酸、枸橼酸钠、柠檬酸缓冲液和 $NaHCO_3$ 溶液)、氯仿、乙醚、氯化钠、PBS、去离子水、阳离子交换树脂等。

2. 实验仪器　恒温水浴锅、烧杯、旋转蒸发仪、水循环真空泵、磁力搅拌器、水浴超声仪、探针式超声仪、电子分析天平、温度计、试管、光学显微镜、注射器、微孔滤膜、紫外-可见分光光度计、玻璃棉等。

四、实验内容

（一）空白脂质体和盐酸小檗碱载药脂质体的制备

1. 药物基本信息

小檗碱(berberine)又称黄连素,是从毛茛科植物黄连等根状茎中提取的一种异喹啉生物碱,临床上常用其盐酸盐,又称盐酸小檗碱。盐酸小檗碱对多种革兰阳性菌和革兰阴性菌有抑菌作用,临床上主要用于清热解毒和治疗肠道感染。盐酸小檗碱为黄色结晶性粉末,无臭,味极苦,在热水中溶解,在水或乙醇中微溶,在三氯甲烷中极微溶解,在乙醚中不溶。

2. 处方中关键实验材料用量

空白脂质体:注射用大豆磷脂 0.9 g。

盐酸小檗碱载药脂质体:盐酸小檗碱 30 mg、注射用大豆磷脂 0.9 g。

3. 实验设计

请查阅文献,根据提供的实验材料及用量,设计空白脂质体和盐酸小檗碱载药脂质体的处方组成及制备方法。应用设计方案制备空白脂质体,并分别采用被动载药法和 pH 梯度主动载药法制备盐酸小檗碱载药脂质体各 30 mL。

（二）脂质体的质量检查

请提供脂质体的质量评价方法,对脂质体进行质量检查,包括形态、平均粒径及其分布、Zeta 电位以及盐酸小檗碱在脂质体中的包封率。其中,采用阳离子交换树脂法测定盐酸小檗碱脂质体的包封率，具体操作步骤如下。

1．阳离子交换树脂分离柱的制备

称取已处理好的阳离子交换树脂适量，装于底部已垫有少量玻璃棉（或多孔垫片）的 5 mL 注射器筒中，加入 PBS 水化过的阳离子交换树脂，自然滴尽 PBS，即得。

2．柱分离度的考察

（1）盐酸小檗碱与空白脂质体混合液的制备：精密量取 3 mg/mL 盐酸小檗碱溶液 0.5 mL，置于试管中，加入 1.0 mL 空白脂质体，混匀，即得。

（2）对照溶液的制备：取（1）中制得的混合液 0.1 mL 置于 10 mL 容量瓶中，加入 95％乙醇 6 mL，振摇使之溶解，再加 PBS 至刻度，摇匀，过滤，弃去初滤液，取续滤液 4.0 mL 于 10 mL 容量瓶中，加（4）项中的空白溶剂至刻度，摇匀，即得。

（3）样品溶液的制备：取（1）中制得的混合液 0.1 mL 至分离柱顶部，待柱顶部的液体全部进入柱后，放置 5 min，仔细加入 PBS（注意不能将柱顶部离子交换树脂冲散），进行洗脱（需 2～3 mL PBS），同时收集洗脱液于 10 mL 容量瓶中，加入 95％乙醇 6.0 mL，振摇使之溶解，再加 PBS 至刻度，摇匀，过滤，弃取初滤液，取续滤液为样品溶液。

（4）空白溶剂的配制：取 95％乙醇 30.0 mL，置于 50 mL 容量瓶中，加 PBS 至刻度，摇匀，即得（必要时过滤）。

（5）柱分离度的计算：以空白溶剂为对照，在 345 nm 波长处分别测定样品溶液与对照溶液的吸光度，计算柱分离度。分离度要求大于 0.90。

$$柱分离度 = 1 - \left(\frac{A_{样}}{A_{对} \times 2.5} \right) \tag{15-1}$$

式中：$A_{样}$ 为样品溶液的吸光度；$A_{对}$ 为对照溶液的吸光度；2.5 为对照溶液的稀释倍数。

3．包封率的测定

精密量取盐酸小檗碱载药脂质体 0.1 mL 两份，一份置于 10 mL 容量瓶中，按柱分离度考察项下（2）进行操作，另一份置于分离柱顶部，按柱分离度考察项下（3）进行操作，所得溶液于 345 nm 波长处测定吸光度，按下式计算包封率。

$$包封率（\%）= \frac{A_1}{A_{测} \times 2.5} \times 100\% \tag{15-2}$$

式中：A_1 为通过分离柱后收集脂质体中盐酸小檗碱的吸光度；$A_{测}$ 为盐酸小檗碱载药脂质体中总的药物吸光度；2.5 为未通过分离柱脂质体的稀释倍数。

五、实验结果与讨论

（1）记录粒径测定仪测得的空白脂质体和盐酸小檗碱载药脂质体的平均粒径、粒径分布和 Zeta 电位。

（2）计算阳离子交换树脂柱分离度与盐酸小檗碱载药脂质体的包封率。

（3）以包封率为指标，比较主动载药法与被动载药法制备的盐酸小檗碱载药脂质体,评价两种制备方法的优劣。

六、操作注意事项

(1)实验课前应按照指导教师要求认真进行预习。了解仪器设备的基本性能、操作规程以及使用注意事项等。

(2)脂质体的制备方法应根据药物的性质以及该脂质体的用途和要求进行选择。

(3)制备用磷脂和胆固醇溶液应澄清,若有杂质应过滤除去。

七、思考题

(1)影响脂质体形成的因素有哪些?

(2)脂质体中药物包封率主要与哪些因素有关?如何提高脂质体对药物的包封率?

(3)如何选择包封率的测定方法?本实验所用的阳离子交换树脂法与分子筛法、超速离心法相比,有何优缺点?

(4)本实验设计方案及实施过程还有哪些方面有待改进?

(刘艳华)

实验十六 浸出制剂的制备

一、实验目的

1. 掌握浸提、分离与纯化、浓缩等中药浸出制剂的前处理操作。
2. 熟悉中药浸出制剂的制备工艺流程和常规质量检查方法。
3. 了解浸提的影响因素。

二、实验原理

浸出制剂系指用适宜的溶剂和方法浸提药材中的有效成分,直接或再经一定的制备工艺过程而制得的可供内服或外用的一类制剂。中药浸出制剂包括汤剂、合剂(口服液)、糖浆剂、煎膏剂、酒剂、酊剂、流浸膏剂与浸膏剂等。

中药浸出制剂的一般工艺流程:浸提→分离与纯化→浓缩→配制→过滤→分装→成品。

(一)浸提

浸提系指用适当的溶剂和方法,将药材中的有效成分或有效部位浸出的过程。浸提过程包括浸润与渗透阶段、解吸与溶解阶段、成分扩散阶段。常用的浸提溶剂有水和不同浓度的乙醇。除浸提溶剂外,药材粒度、药材成分、浸提温度、浸提时间、浸提压力、浓度梯度和浸提方法等,与浸提效果均有密切的关系。常用的浸提方法有煎煮法、浸渍法、渗漉法、回流法和水蒸气蒸馏法等。

1. 煎煮法

煎煮法系指用水作溶剂,加热煎煮浸提药材成分的方法。适用于有效成分能溶于水,且对湿、热较稳定的药材。

2. 浸渍法

浸渍法系指用适当的溶剂在一定温度下浸泡药材,以提取药材成分的一种静态浸出方法。该法适用于黏性药材、无组织结构的药材、新鲜及易于膨胀的药材和芳香性药材,不适用于贵重药材、毒剧药材。

3. 渗漉法

渗漉法系指将药材粗粉置于渗漉器内,溶剂连续从渗漉器的上部加入,渗漉液不断从其下部流出的一种动态浸出方法。该法的特点是有效成分浸出完全,溶剂利用率高,浸提效果优于浸渍法,尤其适用于贵重药材、毒剧药材及高浓度制剂。

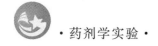

4．回流法

回流法系指用乙醇等挥发性有机溶剂加热浸提药材成分，馏出的挥发性溶剂经冷凝重复流回至浸出器中，直至有效成分被完全提取的方法。

5．水蒸气蒸馏法

水蒸气蒸馏法系将含有挥发性成分的药材与水共蒸馏，使挥发性成分随水蒸气一并馏出的一种提取方法。该法主要用于挥发油的提取。

（二）分离与纯化

分离系指将固体-液体非均相体系用适当方法分开的过程。常用的分离方法有沉降分离法、离心分离法和滤过分离法。

纯化系指采用适当的方法和设备除去中药提取液中杂质的操作。常用的纯化方法有水提醇沉法、醇提水沉法、大孔树脂吸附法、超滤法和盐析法等。

（三）浓缩

浓缩系指在沸腾状态下，经传热过程，利用气化作用将挥发性不同的物质进行分离，从液体中除去溶剂得到浓缩液的工艺操作。常用的浓缩方法有常压浓缩、减压蒸发、薄膜蒸发和多效蒸发。

三、实验材料与仪器

1．实验材料　黄芪、防风、白术（炒）、益母草、红糖、蔗糖、蒸馏水等。

2．实验仪器　电陶炉、电热套、挥发油提取器、布氏漏斗、恒温水浴锅、天平、pH计、比重瓶、烧杯、量筒、不锈钢锅、手持糖量计等。

四、实验内容

（一）玉屏风口服液

1．玉屏风口服液处方

黄芪	600 g
防风	200 g
白术（炒）	200 g
蔗糖	400 g
蒸馏水	加至 1000 mL

2．玉屏风口服液制备方法

先将防风酌予碎断，提取挥发油，蒸馏后的水溶液另用容器收集；然后，药渣及黄芪、白术加水煎煮两次，第一次 1.5 h，第二次 1 h，合并煎液，过滤，滤液浓缩至适量，加适量乙醇使其沉淀，取上清液减压回收乙醇，加水搅匀，静置，取上清液过滤，滤液浓缩。取蔗糖 400 g 制成糖浆，与上述药液合并，再加入挥发油及蒸馏后的水溶液，调整总量至 1000 mL，搅拌均匀，过滤，灌装，灭菌，即得。

3．口服液（合剂）质量检查

（1）性状。

除另有规定外，口服液（合剂）应澄清。在储存期间不得有发霉、酸败、变色、产气或其他变质现象，允许有少量摇之易散的沉淀。

（2）相对密度。

除另有规定外，液体药剂相对密度的测定温度为 20 ℃，一般用比重瓶进行测定。按照相对密度测定法（《中国药典》2015 年版四部通则 0601）检查。

比重瓶法测定：取洁净干燥并精密称定质量的比重瓶，装满供试品后，置于 20 ℃的水浴中，放置 10～20 min，插入中心有毛细孔的瓶塞，使过多的液体从塞孔溢出，并用滤纸将瓶塞顶端擦干，将比重瓶自水浴中取出，用滤纸擦净比重瓶外部，精密称定，减去比重瓶的质量，求得供试品的质量后，将供试品倾去，洗净比重瓶，装满新沸过的冷水，再照上法测得同一温度时水的质量，按下式计算，即得。

$$供试品相对密度＝供试品质量/水质量 \tag{16-1}$$

（3）pH。

按照 pH 测定法（《中国药典》2015 年版四部通则 0631）检查。

溶液的 pH 使用 pH 计测定。水溶液的 pH 通常以玻璃电极为指示电极、饱和甘汞电极或银-氯化银电极为参比电极进行测定。pH 计应定期进行计量检定，并符合国家有关规定。在样品测定前，应先采用标准缓冲溶液对仪器进行校正。

（4）装量。

单剂量灌装的口服液，按照装量检查法（《中国药典》2015 年版四部通则 0116）检查，应符合规定。多剂量灌装的合剂，按照最低装量检查法（通则 0942）检查，应符合规定。

（二）益母草膏

1．益母草膏处方

益母草　　　　　50 g

红糖　　　　　　15 g

2．益母草膏制备方法

取益母草，切碎，加水煎煮两次，每次 0.5 h，合并煎液，过滤，滤液浓缩至相对密度为 1.21～1.25（80 ℃）的清膏。称取红糖，加糖量 1/2 的水和 0.1%的酒石酸，直火加热熬炼，不断搅拌至"滴水成珠"。将炼糖加入上述清膏中，继续浓缩至相对密度 1.40 左右，即得。

3．煎膏剂质量检查

（1）性状。

煎膏剂在储存期间不得有发霉、酸败、返砂、产气或其他变质现象。

（2）相对密度。

对益母草膏的相对密度进行检查（方法同上）。

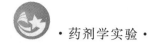

（3）不溶物检查。

取益母草膏 5 g,加热水 200 mL,搅拌使溶化,放置 3 min 后观察,不得有焦屑等异物(微量细小纤维、颗粒不在此限)。另外,加饮片细粉的煎膏剂,应在未加入细粉前检查,符合规定后方可加入细粉。

五、实验结果与讨论

（一）玉屏风口服液

将玉屏风口服液的质量检查结果填于表 16-1。

表 16-1　玉屏风口服液的质量检查结果

制剂名称	性状	相对密度	pH	装量

（二）益母草膏

将益母草膏的质量检查结果填于表 16-2。

表 16-2　益母草膏的质量检查结果

制剂名称	性状	相对密度	不溶物检查

六、操作注意事项

（1）药材煎煮前一般用冷水先浸泡 20～30 min。

（2）煎煮法采用沸前武火、沸后文火的加热模式,煎煮时间从煎煮液沸腾之后开始计时。

七、思考题

（1）影响浸提的因素有哪些？

（2）试比较浸渍法、渗漉法、回流法等中药提取方法的优缺点,各自的适用范围以及操作要点。

（3）口服液(合剂)制备过程中应注意哪些问题？如何防止沉淀产生？

（4）口服液(合剂)处方中含挥发油药材应如何处理？

（5）煎膏剂制备过程中容易出现哪些问题？应如何预防？

（周　宁）

实验十七　药物溶液的稳定性

一、实验目的

1. 掌握影响溶液中药物稳定性的主要因素及提高药物稳定性的方法。
2. 熟悉应用化学动力学原理测定药物稳定性的方法。
3. 了解药物的化学降解途径。

二、实验原理

药物的化学降解途径取决于自身的化学结构,水解与氧化为药物的两条主要降解途径。

(一)青霉素 G 钾盐的稳定性

青霉素类药物的结构中存在不稳定的 β-内酰胺环,极易发生水解导致开环而失效,为保持其稳定性,常将其制成粉针剂使用。

青霉素 G 钾盐在水溶液中迅速降解,残余未降解的青霉素 G 钾盐的含量可采用碘量法测定,即先经碱水解青霉素 G 钾盐,生成青霉噻唑酸,后者可被碘氧化,过量的碘则采用硫代硫酸钠溶液回滴,反应过程如图 17-1 所示。

图 17-1　碘量法测定青霉素 G 钾盐的反应过程

随着青霉素 G 钾盐溶液放置时间的延长,残余未降解的青霉素 G 钾盐越来越少,故碘液消耗量也相应减少。根据碘液消耗量(为残余青霉素 G 钾盐浓度的函数,mL)的对数对时间作图,若为一条直线,则表明青霉素 G 钾盐的降解为一级反应。因为这个反应与 pH 有关,故实际上是一个伪一级反应。一级反应的反应速度方程的积分式如下。

$$\lg C = -\frac{kt}{2.303} + \lg C_0 \qquad (17\text{-}1)$$

 NOTE

97

式(17-1)中,C 为 t 时间点的药物浓度,C_0 为药物的初始浓度,k 为反应速率常数。以 $\lg C$ 对 t 作图呈一条直线,故由斜率可求出反应速率常数 k。

反应速率常数与温度的关系符合 Arrhenius 公式。

$$\lg k = \lg A - \frac{E_a}{2.303R} \cdot \frac{1}{T} \tag{17-2}$$

式(17-2)中,A 为频率因子,E_a 为活化能,R 为气体常数,T 为绝对温度。以 $\lg k$ 对 $1/T$ 作图呈一条直线,由直线的斜率和截距可分别求出 E_a 和 A,据此可求出室温 (25 ℃)下的 k,并根据式(17-3)和式(17-4)分别求算出半衰期($t_{0.5}$)和有效期($t_{0.9}$)。

$$t_{0.5} = \frac{0.693}{k} \tag{17-3}$$

$$t_{0.9} = \frac{0.1054}{k} \tag{17-4}$$

(二)维生素 C 的稳定性

维生素 C 属于水溶性维生素,分子中含有烯醇式结构,很容易被氧化。影响维生素 C 溶液稳定性的因素主要有空气中的氧、金属离子、溶液 pH、温度及光线等,而水分和湿度对维生素 C 固体的稳定性影响较大。维生素 C 的不稳定性主要表现为放置过程中颜色发黄和含量下降。本实验以颜色变化和含量下降为指标,考察溶液 pH、空气中的氧及抗氧化剂、金属离子及金属离子螯合剂对维生素 C 注射液稳定性的影响。《中国药典》2015 年版规定,维生素 C 注射液应进行颜色检查,采用紫外-可见分光光度法测定时,在 420 nm 波长处吸光度不得超过 0.06。本实验利用维生素 C 的还原性,采用碘量法进行含量测定。

三、实验材料与仪器

1. 实验材料 青霉素 G 钾盐、维生素 C、碳酸氢钠($NaHCO_3$)、亚硫酸氢钠($NaHSO_3$)、硫代硫酸钠($Na_2S_2O_3$)、硫酸铜($CuSO_4$)、依地酸二钠(EDTA-2Na)、稀醋酸(量取 6 mL 冰醋酸,加蒸馏水至 100 mL 即得)、淀粉指示液(0.5%)、0.05 mol/L 碘液等。

2. 实验仪器 恒温水浴锅、天平、紫外-可见分光光度计、pH 计、熔封仪等。

四、实验内容

(一)青霉素 G 钾盐有效期的预测

精密称取青霉素 G 钾盐 70 mg 于 100 mL 干燥容量瓶中,用枸橼酸-磷酸氢二钠缓冲液(pH 4.0;预热至实验温度)溶解并稀释至刻度,将此容量瓶置于恒温水浴锅中,即刻用 5 mL 移液管吸出溶液两份,每份 5 mL,分别置于碘量瓶中,并同时记录吸液时间。以后每隔一定时间(依据实验温度确定)取样一次,方法同上。

取出的样品按下述方法进行含量测定:向盛有 5 mL 试液的其中一个碘量瓶中加入 1 mol/L NaOH 溶液 5 mL,放置 15 min 后加入 1 mol/L HCl 溶液 5 mL,并加入醋酸缓冲液(pH 4.5)10 mL,摇匀后加入精密量取的 0.01 mol/L 碘液 10 mL,在暗处放置 15 min 后立即用 0.01 mol/L 硫代硫酸钠溶液回滴,以 2 mL 淀粉指示液作为指示剂,滴至蓝色消失,消耗的硫代硫酸钠溶液的量记录为 b。

向盛有 5 mL 试液的另一个碘量瓶(此瓶为空白)中加入醋酸缓冲液(pH 4.5)10 mL,摇匀后加入精密量取的 0.01 mol/L 碘液 10 mL,暗处放置 15 min 后用 0.01 mol/L 硫代硫酸钠溶液回滴,消耗的硫代硫酸钠溶液的量记录为 a。

$a-b$ 即为样品实际消耗碘液的量。

实验选择 30 ℃、35 ℃、40 ℃ 和 45 ℃ 四个温度。取样时间视温度而定,实验温度为 30 ℃,取样时间间隔为 45 min;实验温度为 35 ℃ 时,间隔 30 min 取样;实验温度为 40 ℃ 时,间隔 20 min 取样;实验温度为 45 ℃ 时,间隔 10 min 取样。

(二)维生素 C 注射液稳定性影响因素考察

1. 维生素 C 注射液(5%)处方

维生素 C   20 g

注射用水   加至 400 mL

2. 维生素 C 注射液(5%)配制方法

(1)将 500 mL 注射用水煮沸,放冷后备用。

(2)称取处方量维生素 C,用注射用水溶解并稀释至 400 mL,制成 5% 维生素 C 注射液备用。

3. 稳定性影响因素考察

(1)pH 的影响:取制备的 5% 维生素 C 注射液 200 mL,平均分成四份(每份 50 mL),用 $NaHCO_3$ 调节 pH 至 4.0、5.0、6.0 及 7.0,微孔滤膜过滤后,分别量取溶液 2 mL 灌封入 2 mL 的安瓿内(每个 pH 8 支),将样品编号后同时放入 100 ℃ 的水浴中,观察并记录不同时间溶液的颜色变化情况,测定加热 0 min 及 60 min 后样品在 420 nm 处的吸光度,并采用碘量法进行含量测定。

(2)空气中的氧的影响:取制备的 5% 维生素 C 注射液 200 mL,用 $NaHCO_3$ 调节 pH 至 6.0 后,取其中 100 mL 分成三份:量取溶液 2 mL 灌封入 2 mL 的安瓿内(共 8 支);量取溶液 1 mL 灌封入 2 mL 的安瓿内(共 12 支);量取溶液 2 mL 灌装入 2 mL 的安瓿内(共 8 支),通入 CO_2 约 5 s 后熔封。将样品编号后同时放入 100 ℃ 的水浴中 1 h,观察并记录不同时间溶液的颜色变化情况,测定加热 0 min 及 60 min 后样品在 420 nm 处的吸光度,并采用碘量法进行含量测定。

(3)抗氧化剂的影响:取 pH 6.0 的 5% 维生素 C 注射液 100 mL,平均分成两份(每份 50 mL),一份中加入 0.1 g $NaHSO_3$ 溶解,另一份作为对照。量取溶液 2 mL 灌封入 2 mL 的安瓿内(每份 8 支),样品编号后同时放入 100 ℃ 的水浴中,观察并记录不同时间溶液的颜色变化情况,测定加热 0 min 及 60 min 后样品在 420 nm 处的吸光度,并采用碘量法进行含量测定。

(4)金属离子及金属离子螯合剂的影响:称取维生素 C 5 g,加入煮沸后放冷的

NOTE

注射用水 40 mL 溶解,用 NaHCO₃调节 pH 至 6.0 并稀释至 50 mL。将此溶液平均分成两份,一份中加入 0.0001 mol/L 的硫酸铜溶液 12.5 mL,并稀释至 50 mL;另一份加入 0.0001 mol/L 的硫酸铜溶液 12.5 mL 及 EDTA-2Na 溶液 2.5 mL,并稀释至 50 mL。量取溶液 2 mL 灌封入 2 mL 的安瓿内(每份 10 支),样品编号后同时放入 100 ℃的水浴中,观察并记录不同时间溶液的颜色变化情况,测定加热 0 min 及 60 min 后样品在 420 nm 处的吸光度,并采用碘量法进行含量测定。

4. 维生素 C 含量测定方法

精密吸取 5％维生素 C 注射液 2 mL 置于锥形瓶中,加蒸馏水 15 mL 及丙酮 2 mL,振摇后放置 5 min,加稀醋酸 4 mL 及淀粉指示液 1 mL,用 0.05 mol/L 碘液滴定,至溶液显蓝色并持续 30 s 不褪色,记录所消耗碘液的量(每 1 mL 碘液相当于 8.806 mg 维生素 C)。

五、实验结果与讨论

(一)青霉素 G 钾盐有效期的预测

以 $\lg(a-b)$ 对时间 t 作图,将结果填于表 17-1。

表 17-1 青霉素 G 钾盐稳定性实验数据

实验温度/℃	取样时间/min	a/mL 1	2	3	平均	b/mL 1	2	3	平均	a－b /mL	lg(a－b)	k /min⁻¹
	0											
	60											
30	120											
	180											
	240											
	0											
	30											
35	60											
	90											
	120											
	0											
	20											
40	40											
	60											
	80											

续表

实验温度/℃	取样时间/min	a/mL				b/mL				a−b /mL	lg(a−b)	k /min⁻¹
		1	2	3	平均	1	2	3	平均			
	0											
	10											
45	20											
	30											
	40											

用不同温度的反应速率常数的对数（即 $\lg k$）对其相应的绝对温度的倒数（$1/T$）作图，用外推法可求出室温时的 k，并计算半衰期及有效期，填于表 17-2 中。

表 17-2 青霉素 G 钾盐有效期的预测

实验温度/℃	T	$1/T$	k/min⁻¹	$\lg k$
30				
35				
40				
45				
25	$k =$	$t_{0.5} =$	$t_{0.9} =$	

（二）维生素 C 注射液稳定性影响因素考察

将影响维生素 C 注射液稳定性的相关实验结果列于表 17-3 至表 17-6 中，并对结果进行分析。

表 17-3 pH 对维生素 C 注射液稳定性的影响

样品号	pH	颜色变化					吸光度（420 nm）		碘液消耗量/mL	
		10 min	20 min	30 min	45 min	60 min	0 min	60 min	0 min	60 min
1										
2										
3										
4										

表 17-4 空气中的氧对维生素 C 注射液稳定性的影响

样品号	条件	颜色变化					吸光度（420 nm）		碘液消耗量/mL	
		10 min	20 min	30 min	45 min	60 min	0 min	60 min	0 min	60 min
1										
2										
3										

NOTE

表 17-5　抗氧化剂对维生素 C 注射液稳定性的影响

样品号	抗氧化剂	颜色变化					吸光度 (420 nm)		碘液消耗量 /mL	
		10 min	20 min	30 min	45 min	60 min	0 min	60 min	0 min	60 min
1	—									
2	+									

表 17-6　金属离子及金属离子螯合剂对维生素 C 注射液稳定性的影响

样品号	螯合剂 EDTA-2Na	颜色变化					吸光度 (420 nm)		碘液消耗量 /mL	
		10 min	20 min	30 min	45 min	60 min	0 min	60 min	0 min	60 min
1	—									
2	+									

六、操作注意事项

(1) 碘与青霉噻唑酸作用时,溶液的 pH 为 4.5 左右,反应温度在 25 ℃ 左右为宜。碘量法测定青霉素 G 钾盐的含量时设空白对照能排除杂质的干扰。

(2) 青霉素 G 钾盐样品取出后,应立即测定,否则需置于冰箱中保存,以免含量下降。

(3) 测定样品含量时,应将安瓿中的维生素 C 注射液混合均匀后取样测定。

(4) 维生素 C 分子中的烯醇基具有还原性,尤其是在碱性条件下极易氧化,酸性条件下相对稳定,故含量测定时加入适量醋酸使其保持一定的酸性。即便如此,样品仍需立即滴定。

(5) 在采用碘量法测定维生素 C 注射液的含量时,由于制剂中常加入亚硫酸氢钠作为抗氧化剂,故滴定前加入丙酮,用于消除其对滴定的干扰。

七、思考题

(1) 为什么青霉素 G 钾盐不能制成溶液型注射液?

(2) 影响青霉素 G 钾盐有效期预测实验结果的主要因素有哪些?

(3) 药品的有效期应该如何确定?

(4) 经典恒温法在预测药品有效期时有何优缺点?

(5) 影响维生素 C 注射液稳定性的主要因素有哪些?

(6) 根据实验结果,讨论易氧化药物的注射液处方设计方案。

(李　瑞)

实验十八　药物溶解度与油水分配系数的测定

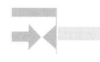

一、实验目的

1. 掌握药物溶解度与油水分配系数的测定原理与测定方法。
2. 熟悉影响药物溶解度与油水分配系数的因素。
3. 了解测定溶解度与油水分配系数在药物制剂处方设计中的意义。

二、实验原理

(一) 药物溶解度

药物溶解度是指在一定温度(气体在一定温度和压力)下,药物溶解在溶剂中达到溶解平衡时所形成的饱和溶液的浓度。可以用质量分数、物质的量浓度来表示。

《中国药典》2015 年版对药物溶解度有七种表示方法:极易溶解、易溶、溶解、略溶、微溶、极微溶、几乎不溶或不溶。

药物溶解度可分为特性溶解度和平衡溶解度。当药物不含任何杂质,在溶剂中不发生解离或缔合,也不发生相互作用时所形成饱和溶液的浓度为特性溶解度。如果存在解离或缔合,则称为平衡溶解度或表观溶解度。一般情况下,测定的药物溶解度多为平衡溶解度或表观溶解度。此外,在测定药物溶解度时还应考虑到固体药物的晶型、粒子大小、温度、pH 和同离子效应等因素的影响。

(二) 油水分配系数

油水分配系数(oil-water partition coefficient,P)是指在一定温度下,当药物在水相和油相分配达到平衡时,药物在两相中的活度之比。体外测定油水分配系数是为了模拟体内药物在水相和生物相之间的分配情况。许多有机溶剂曾被用来模拟生物相,如正辛醇、三氯甲烷和正己烷等。正辛醇的溶解度参数 $\delta = 21.07$ $(J/cm^3)^{1/2}$,与生物膜整体的溶解度参数 δ 很相近[生物膜脂层的 $\delta = (17.80 \pm 2.1)(J/cm^3)^{1/2}$,整个膜的 $\delta = (21.07 \pm 0.82)(J/cm^3)^{1/2}$],故广泛采用正辛醇/水的模拟系统测定药物的油水分配系数。

当药物在油相与水相中平衡时,药物的油水分配系数 P 可表示如下。

$$P = \frac{\alpha_o}{\alpha_w} \tag{18-1}$$

式中,α_o、α_w 分别为药物在油相、水相平衡时的活度。

当药物在两相中分配平衡,且两相中药物浓度较稀时(活度系数 $r = 1$),可用药

NOTE

物浓度 C 代替活度 α 计算,则式(18-1)可表示为

$$P = \frac{C_o}{C_w} = \frac{C_w^o - C_w}{C_w} \tag{18-2}$$

式(18-2)中, C_w^o 为最初水相中的药物浓度, C_o 和 C_w 分别为药物在油相、水相平衡时的浓度。 P 值越大,则脂溶性越强。

药物的油水分配系数 P 可用于预测其在肠道中的吸收情况。一般认为 $\lg P$ 为 2~3 的药物在肠道中较易被吸收,而当药物的 $\lg P < 0$ 时,则很难被肠道吸收。

三、实验材料与仪器

1. 实验材料　5-氟尿嘧啶、正辛醇等。

2. 实验仪器　碘瓶(100 mL)、锥形瓶(250 mL)、注射器(5 mL、10 mL)、过滤器 (ϕ3 cm)、微孔滤膜(0.45 μm)、烧杯(10 mL)、容量瓶(50 mL、100 mL)、移液管(0.1 mL)、移液管架、磁力搅拌器、搅拌子、紫外-可见分光光度计等。

四、实验内容

(一)5-氟尿嘧啶平衡溶解度的测定

1. 饱和溶液的制备

称取 5-氟尿嘧啶约 1 g,放入碘瓶中,加水 50 mL,放在磁力搅拌器上搅拌。

2. 溶解平衡时间的确定

上述溶液被搅拌至 30 min、60 min、90 min、120 min、150 min、180 min 和 210 min 时,分别用玻璃注射器(除去针头)吸取溶液约 3 mL,经微孔滤膜过滤,弃去初滤液,移液管吸取续滤液 0.1 mL 置于 100 mL 容量瓶中,加水稀释至刻度,摇匀,紫外-可见分光光度计测量 265 nm 波长处的吸光度 A。药物溶解平衡时间为开始出现相邻样品的吸光度 A 相差小于 ± 0.004 时所对应的时间。

3. 平衡溶解度的测定

将达到溶解平衡的样品静置,用玻璃注射器(除去针头)吸取达到溶解平衡的样品 3 份(每份 3 mL),分别经微孔滤膜过滤,弃去初滤液,收集续滤液,用移液管吸取 0.1 mL 置于 100 mL 容量瓶中,加水稀释至刻度,摇匀,采用紫外-可见分光光度法,在 265 nm 的波长处测定样品的吸光度 A,按 5-氟尿嘧啶的吸收系数 $(E_{1\ cm}^{1\%})$ 为 552,求算 5-氟尿嘧啶的平衡溶解度。

(二)5-氟尿嘧啶在正辛醇/水中分配系数的测定

1. 5-氟尿嘧啶在最初水相中的浓度

称取 5-氟尿嘧啶约 0.5 g 置于锥形瓶中,加水 100 mL,摇匀,静置 1 h。用玻璃注射器(除去针头)吸取溶液约 20 mL,经微孔滤膜过滤,弃去初滤液,将续滤液滴入小烧杯中,即为原溶液。移液管吸取原溶液 0.1 mL 置于 100 mL 容量瓶中,加水稀释至刻度。采用紫外-可见分光光度法,在 265 nm 的波长处测定样品的吸光度 A,按

NOTE

5-氟尿嘧啶的吸收系数($E_{1cm}^{1\%}$)为552,求出药物在最初水相中的浓度。

2. 5-氟尿嘧啶在正辛醇/水中分配平衡后水相中的浓度

取药物原溶液 10 mL 加入碘瓶中,加入 10 mL 正辛醇,磁力搅拌 1 h,转移至分液漏斗中,静置分层。用移液管精密吸取下层水相溶液 0.1 mL,置于 100 mL 容量瓶中,加水稀释至刻度。采用紫外-可见分光光度法,在 265 nm 的波长处测定样品的吸光度 A,按 5-氟尿嘧啶的吸收系数($E_{1cm}^{1\%}$)为552,求出药物在下层水相中的浓度(C_w)。

3. 5-氟尿嘧啶在正辛醇/水中的分配系数

按照式(18-2)计算 5-氟尿嘧啶在正辛醇/水中的分配系数。

五、实验结果与讨论

(一)5-氟尿嘧啶水中平衡溶解度的测定结果

1. 5-氟尿嘧啶在水中溶解的平衡时间

将不同平衡时间 5-氟尿嘧啶溶液的吸光度记录于表 18-1 中,并确定该药在水中溶解的平衡时间。

表 18-1 不同平衡时间 5-氟尿嘧啶溶液的吸光度

时间/min	30	60	90	120	150	180	210
吸光度 A							

由表中数据确定 5-氟尿嘧啶在水中溶解的平衡时间为_____ min。

2. 5-氟尿嘧啶在水中的平衡溶解度

将室温下(25 ℃)5-氟尿嘧啶在水中的平衡溶解度数据记录于表 18-2 中。

表 18-2 5-氟尿嘧啶在水中的平衡溶解度(25 ℃)

编号	1	2	3	平均值
吸光度 A				
浓度/(g/100 mL)				

(二)5-氟尿嘧啶在正辛醇/水中分配系数的测定结果

1. 5-氟尿嘧啶在最初水相中的浓度

将 5-氟尿嘧啶在最初水相中的吸光度记录于表 18-3 中,并计算其浓度。

表 18-3 5-氟尿嘧啶在最初水相中的吸光度及浓度

编号	1	2	3	平均值
吸光度 A				
浓度 C_w^0/(μg/mL)				

NOTE

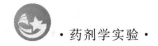
2．5-氟尿嘧啶在正辛醇/水中分配平衡时水相中的浓度

将 5-氟尿嘧啶在正辛醇/水中分配平衡后水相中的吸光度记录于表 18-4 中，并计算其浓度。

表 18-4　5-氟尿嘧啶在正辛醇/水中分配平衡后水相中的吸光度及浓度

编号	1	2	3	平均值
吸光度 A				
浓度 C_w/(μg/mL)				

3．5-氟尿嘧啶在正辛醇/水中的分配系数

根据表 18-3、表 18-4 中的平均值，计算 5-氟尿嘧啶在正辛醇/水中的分配系数。

六、操作注意事项

（1）药物的溶解速度与粒度有关，可以适当将药物研磨粉碎，以加快药物到达溶解平衡。

（2）测定药物在正辛醇/水中的分配系数时，水相应为正辛醇饱和的水溶液，而油相应为水饱和的正辛醇溶液。配制水饱和的正辛醇溶液和正辛醇饱和的水溶液时，在分液漏斗中将等量水与正辛醇混合，充分摇匀，再静置分层，下层为正辛醇饱和的水溶液，上层为水饱和的正辛醇溶液。

（3）进行 5-氟尿嘧啶在正辛醇/水中分配系数测定的操作时，如果下层的水相呈乳白色，则需对分离出的水相进行离心处理。

七、思考题

（1）药物的特性溶解度与平衡溶解度有何不同？如何测定药物的平衡溶解度？

（2）根据实验结果，请预测 5-氟尿嘧啶在肠道中的吸收情况。

（3）测定药物油水分配系数时，可选择哪些溶剂作为油相？选择依据是什么？

（陈娇婷）

实验十九 粉体流动性的测定

一、实验目的

1. 掌握粉体流动性的常用评价方法。
2. 熟悉影响粉体流动性的因素及改善粉体流动性的方法。
3. 了解粉体流动性测定的意义。

二、实验原理

散剂、颗粒剂、胶囊剂、片剂等固体制剂的制备过程中,物料或半成品等粉体的流动性是必须考虑的重要因素。粉体的流动性不仅影响填充、分装等生产过程,而且影响制剂的质量(如重量差异、含量均匀度等),因此,必须提高粉体的流动性。

在药剂学领域,粉体流动性常用的评价方法有休止角测定法、流出速度测定法和压缩度测定法等。

1. 休止角测定法

休止角是粉体堆积层的自由斜面与水平面所成的最大角,是与粉体粒子间摩擦力相关的特性值,反映了粉体粒子间相对运动的难易程度。测定休止角的方法有固定漏斗法、固定圆锥法、排除法、倾斜角法和转动圆筒法等,常用的方法是固定圆锥法(亦称残留圆锥法)。固定圆锥法将粉体注入某一有限直径的圆盘中心上,直到粉体堆积层斜边的物料沿圆盘边缘自动流出为止,停止注入,测定休止角。

休止角是粒子在粉体堆积层的自由斜面上滑动时所受重力和粒子间摩擦力达到平衡而处于静止状态下测得的,因此,休止角越小,摩擦力越小,流动性则越好。一般认为休止角不超过 30°时,流动性好;休止角不超过 40°时,可以满足生产过程中流动性的需求;当休止角超过 50°时,粉体流动性较差,不适用于生产过程的操作。休止角测定法的缺点:①在无压力条件下测定,不能代表实际的生产条件。②反映了粒子间的相互作用,但未揭示粒子自身性质。③测定结果依赖于测定的设备和条件,可重复性较差。

2. 流出速度测定法

将一定量的粉体装入小孔容器中,可通过测定其全部流出所需的时间来表示流出速度。一般而言,流速越大,粉体的流动性越好。该方法仅适用于能够自由流动的粉体。对于附着性较强的粉体,粉体不能自由流动时,可加入 100 μm 的玻璃球助流,通过测定粉体开始自由流动时所需玻璃球的最少加入量来表示流动性。加入玻

NOTE

107

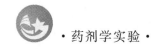
璃球的量越多,流动性越差。测定流出速度时,常用的容器有圆筒和漏斗,其中圆筒状的容器对粉体的流出基本无影响,因此最为常用。

3. 压缩度测定法

压缩度表示振动流动时粉体的流动性,其大小反映粉体的团聚性和松软状态,可用于评价振动加料与振动填充等。压缩度 C 的表示方法如下。

$$C = \frac{\rho_f - \rho_0}{\rho_f} \times 100\% \tag{19-1}$$

式中,ρ_f 为振动后最紧密度,ρ_0 为振动前最松密度。在实际应用中,压缩度小于 20% 时粉体流动性较好,压缩度增大时流动性劣化,当压缩度大于 38% 时,粉体就很难从容器中自由流出。

粉体流动性表征的是粉体在某些特定条件下的流动能力,流动性并非粉体的固有特性,而是受粉体粒子形状、表面粗糙度、粒径、粒径分布等性质以及水分含量、助流剂等因素的影响,此外,粉体的流动性还受到环境和操作条件等外界因素的影响,因此,从理论上准确评价和预测粉体的流动性是非常困难的,必须结合粉体的性质选择合适的评价方法。

三、实验材料与仪器

1. 实验材料

微晶纤维素粉末、微晶纤维素球状颗粒(直径 0.6~0.71 mm)、淀粉粉末、滑石粉、硬脂酸镁、微粉硅胶等。

2. 实验仪器

休止角测定仪、流出速度测定仪、玻璃球(100 μm)、粉体振动仪等。

四、实验内容

(一)休止角测定法

1. 测定方法

将待测物料通过漏斗下端轻轻、均匀地落入圆盘的中心,使粉体形成圆锥体,当物料从粉体斜边沿圆盘边缘自由落下时停止加料,测定圆盘的半径和粉体的高度,计算休止角,计算公式如下。

$$\tan\theta = H/R \tag{19-2}$$

式中,H 为圆锥体的高度,R 为圆锥体的半径。

2. 测定内容

(1) 称取微晶纤维素球状颗粒、微晶纤维素粉末和淀粉粉末各 3 份,每份 30 g,测定休止角,比较不同物料、同种物料的不同形状与大小对休止角的影响。

(2) 称取微晶纤维素粉末(或淀粉粉末)3 份,每份 30 g,分别向其中加入 1% 的滑石粉、硬脂酸镁和微粉硅胶,混合均匀后测定休止角,比较不同润滑剂的助流作用。

（3）称取微晶纤维素粉末 6 份，每份 30 g，分别向其中加入 0.5％、1.0％、1.5％、2.0％、2.5％、5.0％的滑石粉，混合均匀后测定其休止角，比较润滑剂的加入量对流动性的影响。以休止角为纵坐标，以润滑剂的加入量为横坐标，绘制曲线，选择润滑剂的最适宜加入量。

（二）流出速度测定法

1. 测定方法

将待测物料轻轻装入流出速度测定仪（或三角漏斗）中，打开下部流出口滑门，测定全部物料流出所需时间。

2. 测定内容

（1）称取微晶纤维素球状颗粒、微晶纤维素粉末和淀粉粉末各 3 份，每份 30 g，测定流出速度，比较不同物料、同种物料的不同形状与大小对流出速度的影响。

（2）称取微晶纤维素粉末（或淀粉粉末）3 份，每份 30 g，分别向其中加入 1％的滑石粉、硬脂酸镁、微粉硅胶，混合均匀后测定流出速度，比较不同润滑剂的助流作用。

（3）称取微晶纤维素粉末 6 份，每份 30 g，分别向其中加入 0.5％、1.0％、1.5％、2.0％、2.5％、5.0％的滑石粉，混合均匀后测定其流出速度，比较润滑剂的加入量对流动性的影响。以流出速度为纵坐标，以润滑剂的加入量为横坐标，绘制曲线，选择润滑剂的最适宜加入量。

（4）在微晶纤维素粉末与淀粉粉末中各加入 3 g 100 μm 的玻璃球助流，比较加入的玻璃球的量对流出速度的影响。

（三）压缩度测定法

1. 测定方法

（1）将待测物料精密称定后轻轻加入量筒中，测量体积，记录并计算振动前最松密度。

（2）将量筒安装于粉体振动仪中进行多次轻敲，直至体积不变为止，测量体积，记录并计算振动后最紧密度。

（3）代入压缩度计算公式(19-1)计算压缩度。

2. 测定内容

（1）称取微晶纤维素球状颗粒、微晶纤维素粉末和淀粉粉末各 3 份，每份 30 g，测定压缩度，比较不同物料、同种物料的不同形状与大小对压缩度的影响。

（2）称取微晶纤维素粉末（或淀粉粉末）3 份，每份 30 g，分别向其中加入 1％的滑石粉、硬脂酸镁、微粉硅胶，混合均匀后测定压缩度，比较不同润滑剂的助流作用。

（3）称取微晶纤维素粉末 6 份，每份 30 g，分别向其中加入 0.5％、1.0％、1.5％、2.0％、2.5％、5.0％的滑石粉，混合均匀后测定其压缩度，比较润滑剂的加入量对流动性的影响。以压缩度为纵坐标，以润滑剂的加入量为横坐标，绘制曲线，选择润滑剂的最适宜加入量。

五、实验结果与讨论

1. 不同物料以及同种物料的不同粒径与形状对粉体流动性的影响

将不同物料和同种物料不同粒径、不同形状的粉体流动性测定结果填入表 19-1 中,分析不同物料流动性的差异,并分析比较粒径与形状对粉体流动性的影响。

表 19-1　不同物料和同种物料不同粒径、形状的粉体流动性测定结果

	微晶纤维素球状颗粒			微晶纤维素粉末			淀粉粉末		
	1	2	3	1	2	3	1	2	3
休止角/(°)									
平均值/(°)									
流出时间/s									
平均值/s									
压缩度/(%)									
平均值/(%)									

2. 润滑剂对微晶纤维素粉末流动性的影响

将加入 1% 的滑石粉、硬脂酸镁或微粉硅胶后的微晶纤维素粉末流动性测定结果填入表 19-2 中,分析并比较加入润滑剂及不同种类润滑剂对粉体流动性的影响。

表 19-2　润滑剂对微晶纤维素粉末流动性的影响

	微晶纤维素粉末			微晶纤维素粉末＋滑石粉(1%)			微晶纤维素粉末＋硬脂酸镁(1%)			微晶纤维素粉末＋微粉硅胶(1%)		
	1	2	3	1	2	3	1	2	3	1	2	3
休止角/(°)												
平均值/(°)												
流出速度/s												
平均值/s												
压缩度/(%)												
平均值/(%)												

3. 润滑剂的加入量对粉体流动性的影响

将加入不同量滑石粉后的微晶纤维素粉末流动性测定结果填入表 19-3 中,分析并比较加入润滑剂及润滑剂的加入量对粉体流动性的影响,并以压缩度为纵坐标,以滑石粉的加入量为横坐标,绘制曲线,选择滑石粉的最适宜加入量。

表 19-3　滑石粉加入量对微晶纤维素粉末流动性的影响

加入量	0.0%	0.5%	1.0%	1.5%	2.0%	2.5%	5.0%
休止角/(°)							
流出速度/s							
压缩度/(%)							

NOTE

4. 玻璃球对微晶纤维素粉末和淀粉粉末流动性的影响

将加入一定量玻璃球的微晶纤维素粉末和淀粉粉末的流动性测定结果填入表 19-4 中,分析并比较加入的玻璃球对粉体流动性的影响。

表 19-4　加入的玻璃球对微晶纤维素粉末和淀粉粉末流动性的影响

物料	玻璃球加入前流出速度/s	玻璃球加入后流出速度/s
微晶纤维素粉末		
淀粉粉末		

六、操作注意事项

(1) 在使用上述方法测定休止角时,为了使颗粒从漏斗中流出的速率均匀稳定,使测定结果的重现性好,可将 2~3 个漏斗错位串联起来,即上一个漏斗出口不是正好对准下一个漏斗出口,使粉末或颗粒尽可能堆成陡的圆锥体(堆)。

(2) 漏斗内壁应光滑、干燥,每次操作前都应擦拭干净。

(3) 锥体形成后应原位测量,不要移动。

七、思考题

(1) 影响粉体流动性的因素有哪些?

(2) 润滑剂的加入量过多会影响粉体的流动性,其原因是什么?

(3) 粉体流动性在制剂制备中有何意义?

(4) 不同物料的粉体流动性存在差异,其主要原因是什么?

(赵永恒)

NOTE

实验二十　平衡透析法测定药物血浆蛋白结合率

一、实验目的

1. 掌握平衡透析法测定药物血浆蛋白结合率的原理和方法。
2. 熟悉血浆蛋白结合率的计算公式及方法。
3. 了解血浆蛋白结合率在临床药动学中的意义。

二、实验原理

药物进入血液后一部分与血浆蛋白结合,称之为结合型药物,未结合的药物称为游离型药物。通常结合型与游离型处于动态平衡状态。药物与血浆蛋白结合符合质量作用定律,即

$$D + P \underset{k_2}{\overset{k_1}{\longleftrightarrow}} PD \tag{20-1}$$

式中,D 为游离型药物,P 为血浆蛋白,PD 为结合型药物,k_1 和 k_2 分别表示结合速率常数和解离速率常数。药物与血浆蛋白结合后,很难透过血管壁向组织内转运,不能经肾小球滤过,也不能经肝脏代谢,不发挥药理作用,只是暂时储存。具有相同结合位点的药物在体内会发生竞争性结合,影响血液中游离型药物浓度。

在实际工作中,通常用血浆蛋白结合率反映药物与血浆蛋白的结合程度,即

$$血浆蛋白结合率 = \frac{[PD]}{[D]+[PD]} \times 100\% \tag{20-2}$$

血浆蛋白结合率是反映药物分布的重要参数。常用的测定方法有平衡透析法、超滤法、超速离心法和凝胶过滤法等。通常药物是小分子,而血浆蛋白是大分子,平衡透析法、超滤法和凝胶过滤法的原理,都是根据相对分子质量将结合型药物与游离型药物分开。本实验采用平衡透析法测定水杨酸的血浆蛋白结合率。

平衡透析法是利用与血浆蛋白结合的药物不能透过半透膜的原理进行测定。此方法是将血浆蛋白置于透析袋内(药物可置于透析袋内也可置于透析袋外),进行透析,药物及体系内的小分子物质可自由地透过透析袋(半透膜),而与血浆蛋白结合的药物及血浆蛋白不能透过(图 20-1)。

待扩散达到平衡后,测定游离型药物浓度和透析袋内药物总浓度,可以计算相应的血浆蛋白结合率,计算公式如下:

$$血浆蛋白结合率 = \frac{C_t - C_f}{C_t} \times 100\% \tag{20-3}$$

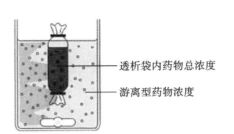

- 透析袋内药物总浓度
- 游离型药物浓度

图 20-1 平衡透析法的原理示意图

式中,C_f为游离型药物浓度,C_t为透析袋内药物总浓度,即为游离型药物浓度与结合型药物浓度之和。

三、实验材料与仪器

1. 实验材料 肝素钠注射液(12500 U/mL)、乙醇、碳酸氢钠、水杨酸供试品及标准品、磷酸氢二钾、磷酸二氢钾、氯化钠、即 3% 三氯乙酸溶液等。

2. 实验动物 SD 或 Wistar 大鼠(体重约 200 g)。

3. 实验仪器 透析袋(截留相对分子质量 8000~10000)、分析天平、移液枪、紫外-可见分光光度计、离心机、恒温摇床、容量瓶、离心管(5 mL、10 mL)、一次性注射器、具塞试管(20 mL)等。

四、实验内容

1. 供试溶液的配制

(1) pH 7.4 磷酸盐缓冲液:精密称取磷酸氢二钾 14.110 g、磷酸二氢钾 2.592 g、氯化钠 1.991 g 于 1 L 容量瓶中,加蒸馏水溶解并稀释至刻度,即得。

(2) 肝素钠溶液:取 12500 U/mL 的肝素钠注射液,用蒸馏水稀释至 1000 U/mL,备用。

(3) 水杨酸供试品溶液:称取水杨酸供试品,用 pH 7.4 磷酸盐缓冲液溶解稀释,制成水杨酸浓度分别为 10 μg/mL、30 μg/mL,60 μg/mL 的供试品溶液,每个浓度配制 3 份。

2. 水杨酸蛋白结合率的测定

(1) 水杨酸浓度测定。

①水杨酸标准曲线的制作:精密称取于 105 ℃ 干燥至恒重的水杨酸标准品 20 mg,用蒸馏水溶解、稀释并定容于 100 mL 容量瓶中作为储备液,精密量取储备液适量,用 pH 7.4 磷酸盐缓冲液稀释至浓度分别为 5 μg/mL、10 μg/mL、20 μg/mL、30 μg/mL、40 μg/mL、50 μg/mL 标准溶液,用 pH 7.4 磷酸盐缓冲液作空白对照,在 296 nm 波长处测定水杨酸的吸光度。将吸光度对水杨酸浓度进行线性回归,得到标准曲线方程。

②样品中水杨酸的浓度测定:测定样品在 296 nm 波长处的吸光度,通过标准曲

 NOTE

113

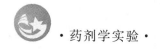

线计算出水杨酸的浓度。

（2）血浆的制备。

大鼠眼球取血约 2 mL 全肝素化的离心管中，于 3000 r/min 离心 10 min，取上层血浆备用。

（3）透析袋的预处理。

将透析袋剪成适当长度（5～10 cm），用 50％乙醇将透析袋加热煮沸 2 h 后，用 0.01 mol/L NaHCO$_3$ 溶液煮沸 1 h，加热水洗 3 次，用蒸馏水浸泡过夜。

（4）透析。

将浸泡好的管状透析袋除去袋内外水分，一端用线扎紧，保证不漏液。加入空白血浆 2 mL，折叠并扎紧袋口，使袋内保留少量空气。将两端扎紧的透析袋放入盛有 18 mL 水杨酸（10 μg/mL、30 μg/mL、60 μg/mL）供试品溶液（透析液）的 50 mL 离心管中。用透析袋两端残留线段调节袋内外液体，使二者保持同一水平，排除因液面差引起的液体流动。

将离心管放置在 37 ℃的恒温摇床上进行平衡透析。平衡过程中每 1 h 取透析袋外液测定水杨酸浓度，至 3 个时间点的测定值基本相同时（测定结束，液体倒回透析液中），说明透析平衡。本实验为达透析平衡，可在 37 ℃条件下平衡透析 24 h，或 4 ℃条件下平衡透析一周。达到平衡后，取透析袋外液少许，加入等体积 3％三氯乙酸溶液，混匀，若没有白色沉淀出现，则表示血浆蛋白没有漏出，取无血浆蛋白漏出的平衡透析液测定游离型水杨酸浓度。

3．水杨酸血浆蛋白结合率的计算

将测定的样品吸光度代入标准曲线，计算出透析平衡时游离型水杨酸浓度，并根据公式（20-3）计算水杨酸的血浆蛋白结合率。

五、实验结果与讨论

1．水杨酸标准曲线

将在 296 nm 波长处测得的水杨酸标准品溶液的吸光度填入表 20-1，将吸光度对水杨酸标准品浓度进行线性回归，得到标准曲线方程。

表 20-1　水杨酸标准曲线

水杨酸浓度/(μg/mL)	5	10	20	30	40	50
吸收度（A）						
回归方程				$r=$		

2．水杨酸血浆蛋白结合率

将水杨酸血浆蛋白结合率测定数据填入表 20-2。

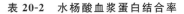

表 20-2　水杨酸血浆蛋白结合率

水杨酸浓度 /(μg/mL)	透析液吸光度	游离型水杨酸浓度 /(μg/mL)	透析袋内水杨酸总浓度 /(μg/mL)	血浆蛋白结合率 /(%)
10				
30				
60				

六、实验注意事项

（1）不同大鼠的血液不可混合，否则可造成溶血，影响实验结果。

（2）实验中应至少选择高、中、低 3 个浓度，每个浓度重复 3 次，以测定药物血浆蛋白结合率是否存在浓度依赖性。同时消除单次实验的偶然误差，提高结果的可信度。

（3）平衡透析法平衡透析时间较长，如果药物不稳定，可以在低温（4 ℃）条件下进行平衡透析。

（4）药物可以加在透析袋外侧，也可以加在透析袋内。若加在透析袋内，透析液的体积一般较大，透析后药物浓度较低，考虑到检测方法的敏感度，药物的初始浓度要加大。

（5）实验中透析袋内药物总浓度是通过计算得出的，并未排除透析袋、容器对药物的吸附作用。

七、思考题

（1）影响药物血浆蛋白结合率的因素有哪些？

（2）测定血浆蛋白结合率有何意义？

（王　秀）

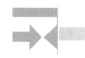

实验二十一　体外经皮渗透实验

一、实验目的

1. 掌握体外经皮渗透实验的方法。
2. 熟悉影响药物经皮渗透的因素及透皮扩散仪的构造和使用方法。
3. 了解体外经皮渗透实验中所用皮肤的处理方法。

二、实验原理

经皮递药系统是指药物以一定的速率透过皮肤进入体循环的一类制剂。经皮递药系统广义上包括软膏剂、硬膏剂、气雾剂、凝胶剂、巴布剂、涂膜剂、贴剂等可以起皮肤局部作用或全身作用的剂型。体外经皮渗透实验是经皮递药系统研究中必不可少的环节,常采用立式扩散池,即改进的 Franz 扩散池进行,将离体的皮肤或皮肤替代品夹在扩散池的供给室与接受室之间,药物应用于面向供给室的皮肤角质层,真皮层面向接受室,于给定的时间间隔取样测定接受室中药物的浓度,分析药物经皮渗透动力学,求算药物经皮稳态渗透速率、时滞等参数。

人体皮肤是进行体外经皮渗透实验的最佳选择,但较难获得,常用动物皮肤代替。通常认为兔、大鼠、小鼠和豚鼠的皮肤渗透性大于人体皮肤,而猴和乳猪的皮肤与人体皮肤的渗透性接近。

体外经皮渗透实验所用接受液应满足漏槽条件,常用的接受液有生理盐水和等渗磷酸盐缓冲液等。

通常认为药物的经皮渗透是一个被动扩散过程,在维持皮肤两侧恒定的浓度梯度条件下,药物扩散到达伪稳态时,单位面积累积渗透药量 Q 与扩散时间 t 的关系符合公式(21-1)。

$$Q = k(t - T_{\mathrm{L}}) \tag{21-1}$$

式(21-1)中,k 为渗透速率,可通过伪稳态时 Q 对 t 作图所得直线斜率计算。该直线在横轴 t 上的截距即为时滞 T_{L}。其中,单位面积累积渗透药量-时间(Q-t)曲线如图 21-1 所示。

三、实验材料与仪器

1. 实验材料　水杨酸软膏剂或乳膏剂(自制)、空白软膏剂(自制)、脱毛膏(8% Na_2S 或购买市售脱毛膏)、硫酸铁铵显色剂、生理盐水(0.9% $NaCl$ 溶液)等。

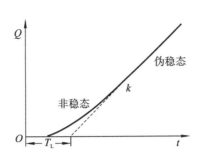

图 21-1 单位面积累积渗透药量-时间(Q-t)曲线

2．实验动物 雄性小鼠(18～20 g)。

3．实验仪器 改进 Franz 扩散池、透皮扩散仪、紫外-可见分光光度计、手术剪、手术镊、表面皿、烧杯、试管、容量瓶等。

四、实验内容

(一)5％水杨酸软膏剂和乳膏剂的制备

取计算量水杨酸研成细粉,制备四种不同基质(油脂性基质、O/W 型基质、W/O 型基质、水溶性基质)的 5％水杨酸软膏剂和乳膏剂。(详细制备方法见附注。)

(二)经皮渗透实验

1．离体小鼠皮肤的制备

取体重为 18～20 g 的雄性小鼠,断颈处死,用棉球蘸取少量脱毛膏涂抹于小鼠腹部,稍等片刻后用生理盐水擦洗该处,毛发脱落后剥取腹部皮肤,刮除皮下脂肪组织,脱毛与取皮过程中应保持皮肤的完整性。用生理盐水洗净皮肤,备用。

2．水杨酸软膏剂和乳膏剂的经皮渗透实验

将处理好的小鼠离体皮肤固定在改进 Franz 扩散池的供给室与接受室之间,上室为供给室,下室为接受室,在接受室有一取样口,供取液和补液用,接受室中加入一粒星形搅拌子,将扩散池置于透皮扩散仪中(37 ℃)。皮肤角质层面向供给室,真皮层面向接受室,在接受室中注入生理盐水,使取样试管液面高出皮肤,排净接受室中的气泡,记录加入的接受液体积。在供给室内填装入水杨酸软膏剂(1 cm 厚或 2 g),注意与皮肤角质层一侧紧密接触,不留空腔。开启透皮扩散仪,转速设置为 300 r/min,分别于 0.5 h、1.0 h、1.5 h、2.0 h、3.0 h、4.0 h、6.0 h、8.0 h 自接受室取样,并立即向接受室补充同体积的新鲜生理盐水。取出的接受液用微孔滤膜(0.8 μm)过滤,弃去粗滤液,取续滤液 5 mL,加入硫酸铁铵显色剂 1 mL,并以 5 mL 蒸馏水加 1 mL 硫酸铁铵显色剂作为空白对照,于 530 nm 波长处测定吸光度。相应的空白软膏剂作为对照同上操作。

3．累积渗透药量的计算

单位面积累积渗透药量按下列公式计算:

$$Q_n = (C_n \times V_0 + \sum_{i=1}^{n-1} C_i \times V_i)/S \tag{21-2}$$

117

式(21-2)中,Q_n为单位面积累积渗透药量,C_n为 t 时间取样时药物浓度的测量值,C_i 为 t 时间之前取样时药物浓度的测量值,V_0 为接受液的体积,V_i 为每次取样的体积,S 为渗透面积。

因为水杨酸在 530 nm 波长处的吸光度与浓度成正比关系,且本实验所用透皮扩散仪的渗透面积相同,因此可以用累积吸光度代替累积渗透药量来求算稳态渗透速率和时滞,从而简化和省略了标准曲线的绘制和浓度计算。累积吸光度按公式(21-3)计算。

$$E_n = E_i + \frac{V_i}{V_0} \sum E_{i-1} \tag{21-3}$$

式(21-3)中,E_n为累积吸光度,E_i为 t 时间取样时测得的吸光度,V_0 为接受液的体积,V_i 为每次取样的体积。

4. 渗透速率和时滞的计算

以 E_n-t 作图,伪稳态段直线斜率即为渗透速率 k,该直线在横轴 t 上的截距即为时滞 T_L。

五、实验结果与讨论

1. 水杨酸软膏剂和乳膏剂经皮渗透的累积吸光度

记录不同时间点水杨酸软膏剂和乳膏剂经皮渗透的接受液的吸光度,并计算累积吸光度,将结果填于表 21-1 中。

表 21-1 水杨酸软膏剂和乳膏剂经皮渗透的累积吸光度

时间/h	油脂性基质		O/W 型基质		W/O 型基质		水溶性基质	
	A	E_n	A	E_n	A	E_n	A	E_n
0.5								
1.0								
1.5								
2.0								
3.0								
4.0								
6.0								
8.0								

2. 水杨酸软膏剂和乳膏剂经皮渗透速率和时滞

以水杨酸软膏剂和乳膏剂经皮渗透的累积吸光度为纵坐标,时间为横坐标,绘制水杨酸软膏剂和乳膏剂经皮渗透曲线图,曲线尾部直线部分的斜率为渗透速率 k,直线部分在横轴 t 上的截距即为时滞 T_L。将结果填写于表 21-2 中,并比较不同基质对水杨酸渗透速率和时滞的影响。

NOTE

表 21-2   水杨酸软膏剂和乳膏剂经皮渗透的渗透速率 k 与时滞 T_L

基质种类	油脂性基质	O/W 型基质	W/O 型基质	水溶性基质
k				
T_L				

六、操作注意事项

（1）制备离体动物皮肤时,应尽量将表面的毛发剪净、刮净脂肪,但不得损伤皮肤角质层的完整性。

（2）经皮渗透实验须采用相同部位的皮肤(即同时使用背部或腹部皮肤),不宜交错使用。因为皮肤部位不同,角质层厚度不同,药物的渗透性与角质层厚度成反比关系。

（3）在接受室内灌注生理盐水时,应注意将室内的空气全部去除,有时气泡会吸附在皮肤内侧,从而减小实际扩散面积。磁力搅拌器的转速应以能均匀混合液体为度,转速太快会形成旋涡,减小扩散面积,转速太小不足以使接受室上、下层溶液混匀。

（4）在供给室内装填软膏剂时,可先取少量均匀涂抹在皮肤表面,然后再继续装填,以保证软膏剂与皮肤的紧密接触,避免软膏剂与皮肤间形成气室。

七、思考题

（1）体外测定药物经皮渗透速率有何意义?

（2）影响药物经皮渗透的剂型因素和生理因素有哪些?

附注:5% 水杨酸软膏剂和乳膏剂的制备

（一）油脂性基质的水杨酸软膏剂

1. 处方

水杨酸	1.0 g
液状石蜡	适量
白凡士林	加至 20 g

2. 制备

取水杨酸 1.0 g 置于研钵中,加入适量液状石蜡研成糊状,分次加入白凡士林混合,研匀即得。

（二）O/W 型基质的水杨酸乳膏剂

1. 处方

水杨酸	1.0 g

NOTE

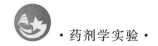

白凡士林	2.4 g
十八醇	1.6 g
单硬脂酸甘油酯	0.4 g
十二烷基硫酸钠	0.2 g
甘油	1.4 g
对羟基苯甲酸乙酯	0.04 g
纯化水	加至 20 g

2. 制备

取白凡士林、十八醇和单硬脂酸甘油酯置于烧杯中,水浴加热至 70～80 ℃使其熔化,将水杨酸、十二烷基硫酸钠、甘油、对羟基苯甲酸乙酯和计算量的纯化水置于另一烧杯中加热至 70～80 ℃使其溶解,在同一温度下将水相以细流加到油相中,边加边搅拌至冷凝。取水杨酸置于研钵中,分次加入制得的 O/W 型基质,即得水杨酸乳膏剂。

(三) W/O 型基质的水杨酸乳膏剂

1. 处方

水杨酸	1.0 g
单硬脂酸甘油酯	2.0 g
石蜡	2.0 g
白凡士林	1.0 g
液状石蜡	10.0 g
司盘 40	0.1 g
乳化剂 OP	0.1 g
对羟基苯甲酸乙酯	0.02 g
纯化水	5.0 mL

2. 制备

取石蜡、单硬脂酸甘油酯、白凡士林、液状石蜡、司盘 40、乳化剂 OP 和对羟基苯甲酸乙酯于蒸发皿中,水浴加热熔化并保持 80 ℃,以细流加入同温度的纯化水,边加边搅拌至冷凝。取水杨酸置于研钵中,分次加入制得的 W/O 型基质,即得水杨酸乳膏剂。

(四) 水溶性基质的水杨酸软膏剂

1. 处方

水杨酸	1.0 g
羧甲基纤维素钠	1.2 g
甘油	2.0 g
苯甲酸钠	0.1 g
纯化水	16.8 mL

2. 制备

取羧甲基纤维素钠置于研钵中,加入甘油研匀,然后边研边加入溶有苯甲酸钠的水溶液,待溶胀后研匀。取处方量的水杨酸置于研钵中,分次加入制得的水溶性基质,即得水杨酸软膏剂。

(李飞飞)

NOTE

实验二十二　药物的在体小肠吸收

一、实验目的

1. 掌握应用在体小肠循环灌流模型求算药物吸收速率常数 k_a、半衰期 $t_{1/2}$ 及吸收率（单位时间单位面积吸收量）等参数的方法。

2. 熟悉大鼠在体小肠循环灌流的基本操作和方法。

3. 了解研究药物胃肠道吸收的实验方法。

二、实验原理

研究药物经胃肠道的吸收，可以通过细胞模型、离体实验、在体实验、体内实验等多种方法进行。在体实验法不切断血管和神经，能更好地模拟机体的真实环境。其中在体肠灌流法在各种药物肠道吸收模型中是最接近体内真实吸收状态的，但该方法只限于溶解状态的药物，并有可能将肠壁吸附、肠道代谢等因素所致的药物损失误作为吸收。

药物在胃肠道吸收的主要方式是单纯扩散，是指药物仅在其浓度梯度的驱动下，从生物膜高浓度侧向低浓度侧转运的过程。单纯扩散属于一级速率过程，服从菲克扩散定律。

$$\frac{\mathrm{d}C}{\mathrm{d}t} = \frac{DAk}{h}(C - C_\mathrm{b}) \tag{22-1}$$

式中，$\frac{\mathrm{d}C}{\mathrm{d}t}$ 为药物的扩散速率，D 为药物在膜内的扩散系数，k 为药物的油水分配系数，C 为胃肠道中的药物浓度，C_b 为血药浓度，A 为扩散表面积，h 为膜的厚度。

当药物口服后，胃肠道中的药物浓度远大于血液中的药物浓度，C_b 可忽略不计；某一药物在某一个体的口服吸收过程中，D、k、A、h 都为定值，可用渗透系数 P 来表示，即 $P = \frac{DAk}{h}$，则式（22-1）可简化为

$$\frac{\mathrm{d}C}{\mathrm{d}t} = PC \tag{22-2}$$

小肠盘曲于腹腔内，上连胃幽门，下接盲肠，全长 $4 \sim 6\ \mathrm{m}$，分为十二指肠、空肠和回肠三个部分。小肠黏膜上分布有许多环状皱襞，并拥有大量绒毛及微绒毛，使小肠的吸收面积与同样长度的圆筒面积相比增大了 600 倍，因此小肠黏膜拥有与药物接触的巨大表面积，是药物口服给药的主要吸收部位。

本实验采用大鼠在体小肠循环灌流法来研究法莫替丁(FM)的小肠吸收情况。该法根据肠腔液(循环灌流液)中药物减少的速率来估算药物的吸收情况。若以肠腔液中药物量的变化速率 dX/dt 来表示扩散速率,则

$$-\frac{dX}{dt} = k_a X \tag{22-3}$$

式中,X 为肠腔液中药物量,k_a 为药物吸收速率常数,将式(22-3)积分处理得

$$\ln X = \ln X_0 - k_a t \tag{22-4}$$

即以小肠内残留药量的对数 $\ln X$ 对取样时间 t 作图,可得一直线,该直线的斜率即为药物在小肠中的吸收速率常数 k_a,其吸收半衰期为

$$t_{1/2} = \frac{0.693}{k_a} \tag{22-5}$$

小肠不仅吸收药物,也吸收或分泌水分,导致循环灌流液体积变化,影响小肠内药量的准确计算。酚红不被小肠吸收,向循环灌流液中加入定量的酚红,可以用来指示因小肠吸收或分泌水分而导致的灌流液体积的变化。

三、实验材料与仪器

1. 实验材料 法莫替丁(FM)、酚红、戊巴比妥钠、氯化钠(NaCl)、氢氧化钠(NaOH)、氯化钾(KCl)、氯化钙(CaCl$_2$)、碳酸氢钠(NaHCO$_3$)、磷酸二氢钠(NaH$_2$PO$_4$)、氯化镁(MgCl$_2$)、葡萄糖等。

2. 实验动物 SD大鼠(200 g左右)。

3. 实验仪器 蠕动泵、紫外-可见分光光度计、恒温水浴锅、红外线灯、大鼠固定装置、烘箱、天平、手术剪、止血钳、镊子、乳胶管、棉花、手术线、纱布、坐标纸、量筒(1000 mL)、烧杯(250 mL、1000 mL)、容量瓶(10 mL、100 mL、1000 mL)、移液管(1 mL、10 mL)等。

四、实验内容

(一)试剂的配制

(1) 1.0 mol/L NaOH 溶液:称取 NaOH 4.0 g,加适量蒸馏水溶解后,转移至 100 mL 容量瓶内定容,摇匀。

(2)生理盐水:称取 NaCl 0.9 g 置于 100 mL 容量瓶中,加适量蒸馏水溶解后,定容,摇匀。

(3)Krebs-Ringcr 磷酸盐缓冲液(pH 7.4):称取 NaCl 7.8 g、KCl 0.35 g、CaCl$_2$ 0.37 g、NaHCO$_3$ 1.37 g、NaH$_2$PO$_4$ 0.32 g、MgCl$_2$ 0.02 g、葡萄糖 1.4 g,加适量蒸馏水溶解后,转移至 1000 mL 容量瓶内,定容,摇匀。

(4) 2% 戊巴比妥钠溶液:称取戊巴比妥钠 2.0 g 置于 100 mL 容量瓶中,加适量蒸馏水溶解后,定容,摇匀。

NOTE

（二）供试溶液的配制

（1）FM 供试液（100 μg/mL）：精密称取 FM 100 mg、酚红 20 mg 置于 1000 mL 容量瓶中，加入 Krebs-Ringer 磷酸盐缓冲液溶解并定容，摇匀。

（2）酚红溶液（20 μg/mL）：精密称取酚红 20 mg 置于 1000 mL 容量瓶中，加 Krebs-Ringer 磷酸盐缓冲液溶解并定容，摇匀。

（三）大鼠在体小肠循环灌流操作

（1）大鼠麻醉：大鼠实验前禁食一夜（不禁水），称量，腹腔注射 2%戊巴比妥钠溶液（20～30 mg/kg）麻醉，背位固定于固定台上。

（2）小肠两端插管：沿大鼠腹部正中线切开腹部（约 3 cm），在十二指肠上部和回肠下部各切一小口，分别插入直径约为 0.3 cm 的聚乙烯（polyethylene，PE）管，并用手术线扎紧插入端，管的另一端接橡皮管。

（3）肠管洗涤：将 37 ℃的生理盐水经十二指肠上部 PE 管缓缓注入肠管，洗去小肠内容物。充分洗涤后通入空气，排尽洗涤液。

（4）小肠循环灌流：根据图 22-1 所示装置进行小肠循环灌流实验。取 100 mL FM 供试液置于循环装置的储液瓶中，开启蠕动泵进行循环流动，药液从十二指肠上部进入肠管，经回肠下部流入储液瓶中。先以 5 mL/min 的流速回流 10 min，然后将流速调节至 2.5 mL/min，再循环流动 120 min。

（5）取样：以 5 mL/min 的流速循环 10 min，开始计时作为零时间点，在零时间点从储液瓶中取液 2.0 mL（0.45 μm 微孔滤膜过滤，取续滤液 0.5 mL 用于酚红含量测定，1 mL 用于 FM 含量测定）为 FM 和酚红零时间点样品。然后将流速调节为 2.5 mL/min，自零时间点后每隔 15 min 同样取液 2.0 mL，每次取样后立即补充 2.0 mL 酚红溶液（20 μg/mL），如此操作取样至 120 min 后停止循环流动。取样结束后，取出回流小肠段，冲洗后剖开，平铺于坐标纸上，沿小肠边剪下坐标纸，烘干称量。剪取 10 格（10 cm²）坐标纸大小的小肠称量，求小肠浆膜总面积（cm²）。

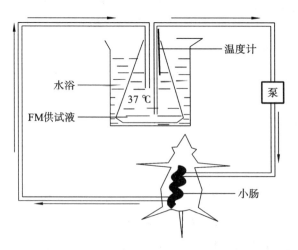

图 22-1 大鼠在体小肠循环灌流装置示意图

（四）定量方法

1. 酚红的标准曲线

精密称取酚红 10 mg，置于 100 mL 容量瓶内，加 Krebs-Ringer 磷酸盐缓冲液溶解并稀释至刻度，制备成 100 μg/mL 的储备液，精密量取该储备液 1.0 mL、2.0 mL、3.0 mL、4.0 mL、5.0 mL、6.0 mL 于 10 mL 容量瓶中，加 Krebs-Ringer 磷酸盐缓冲液至刻度。分别精密吸取上述稀释液 0.5 mL 于 10 mL 试管中，加入 1 mol/L NaOH 溶液 5 mL 显色后，用 1 mol/L NaOH 溶液作为空白对照，在 550 nm 波长处测定吸光度(A)，以吸光度对浓度进行线性回归，即得酚红标准曲线方程。

2. FM 的标准曲线

精密称取 FM 标准品 10 mg，置于 100 mL 容量瓶中，以 Krebs-Ringer 磷酸盐缓冲液溶解并稀释至刻度，摇匀，制成 100 μg/mL 的储备液。精密量取上述储备液适量，以 Krebs-Ringer 磷酸盐缓冲液稀释成 50 μg/mL 的工作液，精密量取该工作液 1.0 mL、2.0 mL、3.0 mL、4.0 mL、5.0 mL、6.0 mL 于 10 mL 容量瓶中。各加 3.0 mL 浓度为 20 μg/mL 的酚红溶液，加 Krebs-Ringer 磷酸盐缓冲液稀释至刻度，用 Krebs-Ringer 磷酸盐缓冲液作为空白对照，分别在 284 nm 及 265 nm 波长处测定吸光度 A_1 与 A_2，计算 $\Delta A = A_1 - A_2$，以 ΔA 对 FM 的浓度进行线性回归，即得加入酚红的 FM 标准曲线方程。

3. FM 和酚红的定量测定

精密量取待测样液 1 mL，适当稀释后，分别在 284 nm 及 265 nm 波长处测定吸光度 A_1 与 A_2，计算 $\Delta A = A_1 - A_2$，根据加入酚红的 FM 标准曲线方程计算样品中 FM 的浓度。

精密量取待测样液 0.5 mL，加入 1 mol/L NaOH 溶液 5 mL 显色后，在 550 nm 波长处测定吸光度(A)，根据酚红标准曲线方程计算样品中酚红的浓度。

（五）实验结果与讨论

1. 酚红与 FM 的标准曲线

将紫外-可见分光光度法测得的酚红和 FM 的吸光度分别填入表 22-1 和表22-2 中，进行线性回归得到标准曲线方程。

表 22-1 酚红标准曲线

酚红浓度/(μg/mL)	0	10	20	30	40	50	60
A_{550}							

酚红标准曲线方程：

$r =$

NOTE

表 22-2　FM 标准曲线

FM 浓度/(μg/mL)	0	5	10	15	20	25	30
A_{204}							
A_{265}							
ΔA							

FM 标准曲线方程：

$r=$

2．FM 的小肠吸收

测定样品的吸光度，并根据 FM 和酚红的标准曲线方程，分别计算样品中 FM 和酚红的浓度，进而计算循环液体积和 FM 剩余量，填入表 22-3。

表 22-3　FM 小肠吸收实验数据

取样时间 /min	酚红		循环液体积/mL	FM				FM 剩余量 X/μg	$\ln X$
	A_{p}	C_{p}/(μg/mL)		A_{284}	A_{265}	ΔA_{s}	C_{s}/(μg/mL)		
循环前	A_{p00}	$C_{\mathrm{p00}}=20$	$V_{00}=100$	—	—	—	$C_{\mathrm{s00}}=100$	—	—
$t_0=0$	A_{p0}	C_{p0}	$V_0=\dfrac{C_{\mathrm{p00}}\cdot V_{00}}{C_{\mathrm{p0}}}$	$A_{284(0)}$	$A_{265(0)}$	ΔA_{s0}	C_{s0}	$X_0=C_{\mathrm{s0}}V_0$	$\ln X_0$
$t_1=15$	A_{p1}	C_{p1}	$V_1=\dfrac{C_{\mathrm{p0}}\cdot(V_0-2)+40}{C_{\mathrm{p1}}}$	$A_{284(1)}$	$A_{265(1)}$	ΔA_{s1}	C_{s1}	$X_1=C_{\mathrm{s1}}V_1$ $+2C_{\mathrm{s0}}$	$\ln X_1$
$t_2=30$	A_{p2}	C_{p2}	$V_2=\dfrac{C_{\mathrm{p1}}\cdot(V_1-2)+40}{C_{\mathrm{p2}}}$	$A_{284(2)}$	$A_{265(2)}$	ΔA_{s2}	C_{s2}	$X_2=C_{\mathrm{s2}}V_2$ $+2(C_{\mathrm{s0}}+C_{\mathrm{s1}})$	$\ln X_2$
…	…	…	…	…	…	…	…	…	…
$t_n=120$	$A_{\mathrm{p}n}$	$C_{\mathrm{p}n}$	$V_n=\dfrac{C_{\mathrm{p}(n-1)}\cdot(V_{n-1}-2)+40}{C_{\mathrm{p}n}}$	$A_{284(n)}$	$A_{265(n)}$	$\Delta A_{\mathrm{s}n}$	$C_{\mathrm{s}n}$	$X_n=C_{\mathrm{s}n}V_n$ $+2\sum\limits_{i=0}^{n-1}C_{\mathrm{s}i}$	$\ln X_n$

以 FM 剩余量的自然对数 $\ln X$ 对时间 t 作图，得一直线，说明 FM 的小肠吸收为一级动力学过程。根据直线斜率求出吸收速率常数 k_{a}、吸收半衰期 $t_{1/2}$ 和单位时间（h）的吸收率。

$$1\ \mathrm{h}\ 吸收率(\%)=\frac{零时间剩余量-60\ \mathrm{min}\ 剩余量}{零时间剩余量}\times100\% \tag{22-6}$$

根据小肠面积，计算单位时间（h）单位面积（cm²）的吸收率。

五、操作注意事项

（1）在大鼠麻醉前应做好手术器械、水浴温度、试药及循环灌流装置等的准备工作。麻醉后将大鼠仔细固定在固定台上，防止大鼠在实验过程中苏醒挣扎。

NOTE

（2）小肠两端插管后，将其小心放回腹腔，注意维持完整的小肠血液供应。在大鼠腹部切口处覆盖浸有生理盐水的纱布，并用红外线灯维持体温。

（3）清洗肠管时，冲洗速度要缓慢，以免将小肠胀破。小肠内容物必须冲洗干净，否则可能会造成插管口堵塞，并影响实验测定结果。小肠两端插管后再洗涤非常容易引起堵塞，防止方法是先将十二指肠端插上 PE 管，回肠端找好后先用线扎紧，然后在扎线处切一小口。将生理盐水（37 ℃）从十二指肠端插管处注入，洗涤内容物至净，再在回肠端切口处插上 PE 管。

（4）FM 的最大吸收波长为 284 nm，在此波长处酚红也有吸收。由于 284 nm 与 265 nm 为酚红的等吸收波长，为了消除酚红的影响，因此采用双波长等吸收消去法测定小肠循环液中 FM 的含量。

六、思考题

（1）本实验设计的基本思路是什么？操作时应注意哪些问题？

（2）肠灌流法的特点是什么？

（3）循环液中为什么要加酚红？

（王　纠）

实验二十三 体内药物动力学实验

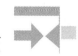

一、实验目的

1. 掌握血药浓度法测定药物动力学参数的原理与实验方法。
2. 熟悉药物动力学数据处理的方法及药物动力学参数的计算方法。
3. 了解对乙酰氨基酚血药浓度的测定方法。

二、实验原理

（一）药物动力学参数的计算原理

药物动力学是采用动力学的原理与数学处理的方法研究药物及其制剂在体内的吸收、分布、代谢和排泄过程动态变化规律的一门学科。药物动力学研究可以采用血药浓度法或尿药浓度法来计算药物动力学参数，其中血药浓度法应用最为广泛。本实验采用血药浓度法测定静脉注射和口服给予家兔解热镇痛药对乙酰氨基酚后的药物动力学参数，是药物动力学研究中较为经典的实验。

静脉注射给药后一般情况下属于一级消除过程。当药物的体内过程符合单室模型时，以血药浓度的对数 $\lg C$ 对时间 t 作图，可得一条直线，根据所得直线进而求算相关药物动力学参数。

血管外给药一般情况下属于一级吸收过程和一级消除过程，当药物的体内过程符合单室模型时，药物血药浓度（C）的经时过程可用下式表示。

$$C = \frac{k_a F X_0}{V(k_a - k)}(e^{-kt} - e^{-k_a t}) \tag{23-1}$$

式中，k_a 为一级吸收速率常数，k 为一级消除速率常数，C 为任意时间点的血药浓度，X_0 为给药剂量，F 为吸收分数，V 为表观分布容积。

一般 $k_a > k$，因此，当 t 充分大时，则 $e^{-k_a t} \to 0$，式（23-1）简化为

$$C = \frac{k_a F X_0}{V(k_a - k)} e^{-kt} \tag{23-2}$$

两边取对数，则上式表示为

$$\lg C = -\frac{k}{2.303}t + \lg \frac{k_a F X_0}{V(k_a - k)} \tag{23-3}$$

以 $\lg C$ 对 t 作图，可得一条曲线，其末端为一直线，斜率为 $-\dfrac{k}{2.303}$，通过斜率可求得 k 值。

 NOTE

将实验中 $\lg C$-t 曲线的尾段直线外推至纵轴,则吸收期中各时间点在该直线上相应的浓度为 C',而 C 为吸收相中 t 时间点血药浓度的实测值,它们的差值即为残数浓度 C_r。

$$C_r = C' - C = \frac{k_a F X_0}{V(k_a - k)}\, e^{-k_a t} \qquad (23\text{-}4)$$

两边取对数得

$$\lg C_r = -\frac{k_a}{2.303}t + \lg \frac{k_a F X_0}{V(k_a - k)} \qquad (23\text{-}5)$$

以 $\lg C_r$ 对 t 作图,可得第二条直线,称为残数线,其斜率为 $-\dfrac{k_a}{2.303}$,由此求出 k_a 值,该方法称为残数法。

(二)对乙酰氨基酚血药浓度测定原理

对乙酰氨基酚在加热(90 ℃以上)条件下水解生成对氨基酚,对氨基酚在次溴酸钠的存在下,能与苯酚产生反应,生成靛蓝色染料(图 23-1),该染料在 620 nm 波长处有最大吸收。

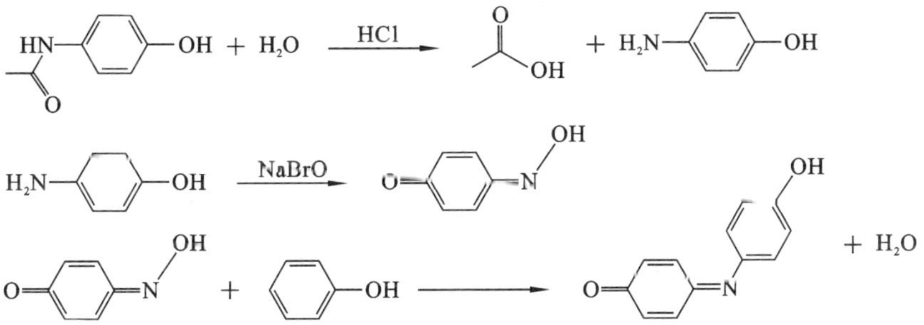

图 23-1 对乙酰氨基酚水解产物与苯酚的反应过程

在药物动力学研究中,多采用测定血浆中药物浓度的方法。为了排除血浆中蛋白的干扰,处理血浆样品时应加入适量的 20% 三氯乙酸沉淀蛋白。

三、实验材料与仪器

1. 实验材料 对乙酰氨基酚、肝素、无水碳酸钠、氢氧化钠、苯酚、生理盐水、丙二醇、液态溴、三氯乙酸、浓盐酸等。

2. 实验动物 家兔(雌雄均可,重约 3 kg)

3. 实验仪器 离心机、水浴箱、比色皿、手术剪、容量瓶、试管、手术灯、紫外-可见分光光度计、移液器、5 mL 刻度离心管、10 mL 刻度离心管、烧杯等。

四、实验内容

(一)实验试剂的配制

(1)饱和溴水溶液:取适量液态溴,加入蒸馏水中,振摇溶解,放置至少 24 h 后

NOTE

再用。

(2) 20%三氯乙酸溶液:称取三氯乙酸 20 g,加蒸馏水溶解,并稀释至 100 mL。

(3) 10 mol/L 氢氧化钠溶液:称取氢氧化钠 40 g,加蒸馏水溶解,并稀释至 100 mL。

(4) 0.2 mol/L 氢氧化钠溶液:称取 8 g 氢氧化钠,加蒸馏水溶解,并稀释至 1000 mL。

(5) 100 U/mL 肝素溶液:取一支肝素注射液溶于 250 mL 的生理盐水中。

(6) 1%苯酚溶液:称取 1 g 苯酚,加蒸馏水溶解,并稀释至 100 mL(当天新鲜配制)。

(7) 1.5 mol/L 碳酸钠-溴溶液:称取 15.9 g 无水碳酸钠,加蒸馏水溶解,随后加入 15 mL 饱和溴水溶液混匀,并稀释至 100 mL(当天新鲜配制)。

(8) 对氨基酚显色剂:取 0.2 mol/L 氢氧化钠溶液 80 mL,加入 1%苯酚溶液 10 mL,振摇混匀后,加入 1.5 mol/L 碳酸钠-溴溶液 100 mL,混匀即得(当天新鲜配制)。

(二)家兔血中对乙酰氨基酚分析方法的建立

1. 标准曲线的制备

(1) 标准储备液的制备:精密称取对乙酰氨基酚 1 g。用热蒸馏水溶解于 250 mL 容量瓶中,冷至室温后稀释至刻度,置于 4 ℃冰箱保存备用(4000 μg/mL)。

(2) 标准溶液的配制:分别精密吸取上述 4000 μg/mL 的浓储备液 1.25 mL、2.5 mL、5.0 mL、6.25 mL、12.5 mL 于 100 mL 容量瓶中,用蒸馏水稀释至刻度,得 50 μg/mL、100 μg/mL、200 μg/mL、250 μg/mL、500 μg/mL 的标准溶液。

(3) 空白(无药物)血浆的制备:给药前将家兔耳缘静脉处毛剪掉,涂抹乙醇,用 100 W 灯泡烤 5 min,待耳缘静脉血管膨胀后取血约 9 mL,置于经 100 U/mL 肝素溶液处理烤干的离心试管中,离心 10 min(转速为 3000 r/min)得血浆约 4.5 mL。其中制备标准曲线需 3 mL,其余放置于 4 ℃冰箱供测试样品用。

(4) 标准曲线的制备:取干燥洁净的 5 mL 离心管 6 支。精密吸取各浓度的对乙酰氨基酚标准溶液 0.5 mL。按表 23-1 所示的流程操作,用紫外-可见分光光度计在波长 620 nm 处测定吸光度(A),建立 A 对 C 的标准曲线方程。

表 23-1 对乙酰氨基酚标准曲线制备流程

操作	对乙酰氨基酚标准溶液浓度/(μg/mL)					
	0	50	100	200	250	500
标准溶液/mL	0.5	0.5				
空白血浆/mL	0.5	0.5				
蒸馏水/mL	0.5	0.5				
20%三氯乙酸溶液/mL	0.5	0.5				
搅拌后离心(3000 r/min)时间/min	10	10				

续表

操 作	对乙酰氨基酚标准溶液浓度/(μg/mL)					
	0	50	100	200	250	500
转移至 10 mL 带塞刻度试管中上清液体积/mL	1	1				
浓盐酸/mL	0.5	0.5				
煮沸时间/h	1	1				
10 mol/L 氢氧化钠溶液/mL	0.5	0.5				
显色剂加至体积/mL	10	10				
摇匀静置时间/min	40	40				

注:其他各浓度的操作和试剂用量均与 50 μg/mL 的相同。

2. 精密度的测定

选择精密配制的浓度为 75 μg/mL、300 μg/mL、450 μg/mL 的对乙酰氨基酚标准溶液 0.5 mL,加入空白血浆 0.5 mL,按表 23-1 所示的流程操作,每个浓度平行测定 6 份,测定吸光度,考察日内、日间精密度。

3. 方法回收率的测定

选择精密配制的低、中、高三种浓度(75 μg/mL、300 μg/mL、450 μg/mL)的对乙酰氨基酚标准溶液 0.5 mL,加入空白血浆 0.5 mL,按表 23-1 所示的流程操作,每个浓度平行测定 3 份,测定吸光度。将所测得的吸光度分别代入标准方程,计算相应的浓度。以测定浓度和实际浓度之比计算方法回收率。

(三)血药浓度法测定药物动力学参数的实验方法

1. 耳缘静脉注射给药

(1)准备 10 支 5 mL 离心管,洗净,并经 100 U/mL 肝素溶液处理,烘干(105 ℃),按不同时间点标上号码备用。

(2)对乙酰氨基酚注射液的配制:精密称取 0.35 g 对乙酰氨基酚于 25 mL 容量瓶内。加灭菌注射用水适量,在 37 ℃ 下溶解,并稀释至 25 mL,用 0.22 μm 微孔滤膜过滤备用。

(3)实验方法:健康家兔(体重 3 kg 左右)禁食 24 h。取空白血浆约 9 mL,随后耳缘静脉注射 10 mL 对乙酰氨基酚溶液,即刻记下开始时间,然后按 10 min、20 min、30 min、1 h、1.5 h、2 h、2.5 h、3 h、3.5 h 定时耳缘静脉采血约 1.5 mL,分别置于上述经肝素处理编号的离心管内,离心 10 min(3000 r/min),将上清血浆转移至试管中,冰箱保存备用。

2. 口服给药

(1)准备 10 支 5 mL 离心管,按前法用肝素处理编号待用。

(2)实验方法:健康家兔(体重约 3 kg)禁食 24 h。取空白血浆约 3 mL,随后口服 0.5 g 对乙酰氨基酚片(片剂粉碎,配成一定浓度的混悬液,随后灌服给药)。给药

NOTE

后于 20 min、40 min、1 h、1.5 h、2 h、2.5 h、3 h、3.5 h、4.5 h 从耳缘静脉采血约 1.5 mL,分别置于上述经肝素处理编号的离心管内,离心 10 min(3000 r/min),将上清血浆转移至试管中,冰箱保存备用。

3. 样品的测定

取干燥洁净 5 mL 离心管 10 支,分别编号。精密吸取各时间点血浆样品 0.5 mL。按表 23-2 所示的流程操作,使用紫外-可见分光光度计在波长 620 nm 处测定吸光度。

表 23-2　家兔给予对乙酰氨基酚后血浆样品的吸光度测定流程

操作	取样时间/min				
	0	10	20	30	...
蒸馏水/mL	1	1			
空白血浆/mL	0.5	0			
样品血浆/mL	0	0.5			
20%三氯乙酸溶液/mL	0.5	0.5			
搅拌后离心(3000 r/min)时间/min	10	10			
转移至 10 mL 带塞刻度试管中上清液体积/mL	1	1			
浓盐酸/mL	0.5	0.5			
煮沸时间/h	1	1			
10 mol/L 氢氧化钠溶液/mL	0.5	0.5			
显色剂加至体积/mL	10	10			
摇匀静置时间/min	40	40			

注:其他各时间点血浆样品的操作和试剂用量与 10 min 血浆样品相同。

五、实验结果与讨论

(一)对乙酰氨基酚标准曲线

将家兔血中对乙酰氨基酚的标准曲线数据列入表 23-3 中,并求出回归方程。

表 23-3　对乙酰氨基酚标准曲线

浓度/(μg/mL)	50	100	200	250	500
吸光度(A) 1					
2					
3					
平均值($\overline{A}$)					
回归方程					

(二)精密度和回收率

将对乙酰氨基酚血药浓度法的精密度与回收率数据列入表 23-4 中,并进行分析。

表 23-4 对乙酰氨基酚血药浓度法的精密度与回收率分析

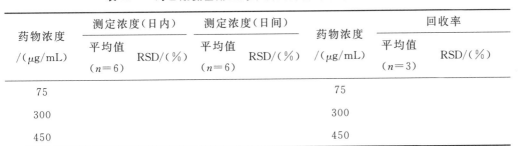

药物浓度 /(μg/mL)	测定浓度(日内)		测定浓度(日间)		药物浓度 /(μg/mL)	回收率	
	平均值 ($n=6$)	RSD/(%)	平均值 ($n=6$)	RSD/(%)		平均值 ($n=3$)	RSD/(%)
75					75		
300					300		
450					450		

（三）静脉注射给药后血药浓度的数据处理

计算家兔静脉注射对乙酰氨基酚后每个时间点的血药浓度，将其列入表 23-5。

表 23-5 静脉注射后对乙酰氨基酚血药浓度数据表

时间		10 min	20 min	30 min	1 h	1.5 h	2 h	2.5 h	3 h	3.5 h
吸光度（A）	1									
	2									
	3									
平均值（$\overline{A}$）										
浓度/(μg/mL)										

（四）口服给药后血药浓度的数据处理

计算家兔口服对乙酰氨基酚后每个时间点的血药浓度，将其列入表 23-6。

表 23-6 口服给药后对乙酰氨基酚血药浓度数据表

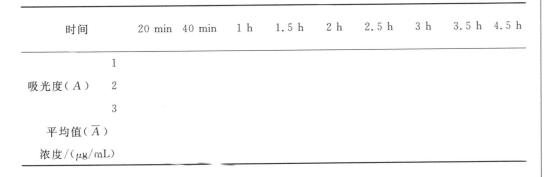

时间		20 min	40 min	1 h	1.5 h	2 h	2.5 h	3 h	3.5 h	4.5 h
吸光度（A）	1									
	2									
	3									
平均值（$\overline{A}$）										
浓度/(μg/mL)										

（五）数据处理

（1）通过 Excel 软件，以 $\lg C$ 对 t 绘制药时曲线图，判断隔室模型。

（2）按照单室模型处理，求出静脉注射给药后的消除速率常数 k、半衰期 $t_{1/2}$ 和表观分布容积 V，用梯形面积法计算 $AUC_{0\to\infty}$。

（3）按照单室模型处理，用残数法求出口服给药后的吸收速率常数 k_a 与消除速率常数 k，并计算消除半衰期 $t_{1/2}$、达峰时间 t_{max} 以及达峰浓度 C_{max}，用梯形面积法计算 $AUC_{0\to\infty}$。

NOTE

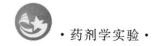

（4）计算口服对乙酰氨基酚片的绝对生物利用度 F。

六、操作注意事项

（1）家兔静脉注射选用 6 号或 7 号针头，为防止在注射过程中药物析出，使用的针头及注射器要在水中预热。

（2）对乙酰氨基酚加热可溶解，放冷可析出沉淀，给药时取刚放冷的溶液（沉淀尚未析出）。

（3）实验期间家兔自由进食和饮水。

七、思考题

（1）做好本实验的关键是什么？操作中应注意什么问题？

（2）已知某药物的化学结构和理化性质，应如何建立含量测定方法？

（3）试阐明血药浓度测定对临床合理用药的指导意义。

（叶威良）

实验二十四 尿药排泄速度法测定 药物动力学参数

一、实验目的

1. 掌握尿药排泄速度法测定核黄素药物动力学参数的原理与方法。
2. 熟悉尿药排泄速度法的计算公式。
3. 了解尿药排泄速度法的特点及核黄素的体内过程。

二、实验原理

本实验采用尿药排泄速度法测定核黄素的药物动力学参数。核黄素进入人体后，大部分以原形药物从尿中排出，可用尿药排泄速度法来估算消除速率常数、生物半衰期等药物动力学参数。在多数情况下，尿药浓度高于血药浓度，定量分析精密度好，测定方法较易建立，而且取样方便，受试者可免受多次抽血的痛苦。

核黄素的异咯嗪环上具有活泼的双键，在保险粉（二亚硫酸钠）的作用下，其能还原为无色双氢核黄素，在 444 nm 波长处有吸收。利用这一特性，可以由加入保险粉前后两次测得的吸光度的差值来计算尿液中核黄素的含量。

单室模型血管外给药尿中原形药物排泄速率可用公式（24-1）表示。

$$\frac{dX_u}{dt} = \frac{k_a k_e F X_0}{k_a - k}(e^{-kt} - e^{-k_a t}) \tag{24-1}$$

一般 $k_a \gg k$，当 t 充分大时，$e^{-k_a t} \to 0$，则上式简化为

$$\frac{dX_u}{dt} = \frac{k_a k_e F X_0}{k_a - k} e^{-kt} \tag{24-2}$$

两边取对数并以平均速率 $\frac{\Delta X_u}{\Delta t}$ 代替瞬时速率 $\frac{dX_u}{dt}$，以中点时间 t_c 代替 t，则得

$$\lg \frac{\Delta X_u}{\Delta t} = \lg \frac{k_a k_e F X_0}{k_a - k} - \frac{k}{2.303} t_c \tag{24-3}$$

式中，ΔX_u 为某段时间 Δt 内排出的尿药量，k_e 为表观一级肾排泄速率常数，k_a 为表观一级吸收速率常数，F 为生物利用度，X_0 为给药剂量。以 $\lg \frac{\Delta X_u}{\Delta t}$ 对 t_c 作图，可得一条曲线，根据曲线尾段直线的斜率可求出一级消除速率常数 k。

尿药总排泄量可根据下式求得

$$X_u^{\infty} = X_u^{0 \to t} + X_u^{t \to \infty} = X_u^{0 \to t} + \frac{(\Delta X_u / \Delta t) t}{k} \tag{24-4}$$

NOTE

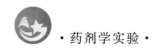

$$肾排泄百分率（\%）=\frac{X_u^\infty}{X_0} \tag{24-5}$$

除了血药浓度法，应用尿药浓度法也可测定制剂的生物利用度。尿药浓度法采用累积尿药量来计算绝对生物利用度。

$$绝对生物利用度\ F=\frac{X_{u(po)}^\infty/\mathrm{Dose}_{(po)}}{X_{u(iv)}^\infty/\mathrm{Dose}_{(iv)}}\times100\% \tag{24-6}$$

式中，po 为口服制剂，iv 为静脉注射制剂。

三、实验材料与仪器

1. 实验材料　核黄素标准品、核黄素片（标示量 5 mg/片）、保险粉、醋酸、甲苯、矿泉水、蒸馏水等。

2. 实验仪器　721 型紫外-可见分光光度计、500 mL 容量瓶、10 mL 容量瓶、移液管、接尿杯、50 mL 和 100 mL 量筒、分析天平、20 mL 具塞刻度试管、表面皿、胶头吸管等。

四、实验内容

1. 标准曲线的制作

（1）标准溶液配制：精密称取 105 ℃干燥 2 h 的核黄素对照品 50 mg，放在 50 mL 烧杯中，加入 0.02 mol/L 醋酸溶液 30 mL，置水浴加热溶解，放冷至室温，以玻棒引流，定量转移到 500 mL 容量瓶中，烧杯中的样品溶液转移后，需用 0.02 mol/L 醋酸溶液洗涤 3～4 次，将洗涤液一并转入容量瓶中。当溶液稀释至容量瓶容积的 2/3 时，摇晃容量瓶，使溶液初步混匀，然后向容量瓶中缓慢地注入 0.02 mol/L 醋酸溶液到刻度线以下 1～2 cm 处，最后改用滴管滴加 0.02 mol/L 醋酸溶液至刻度定容。摇匀得浓度为 100 μg/mL 的溶液。本液应用甲苯盖没，置于阴暗处保存。

（2）绘制标准曲线：精密吸取标准溶液 0.1 mL、0.3 mL、0.5 mL、1 mL、2 mL、3 mL，分别置于 10 mL 容量瓶中，用酸化蒸馏水（1 mL 冰醋酸加 99 mL 蒸馏水即得）定容，摇匀。以酸化蒸馏水为空白，在 444 nm 波长处分别测定容量瓶中溶液的吸光度（A_1）。然后，在每瓶中加保险粉约 3 mg，摇匀。在 1 min 内再次测吸光度（A_2），两次测定值之差（ΔA）即为核黄素的吸光度，以此值为纵坐标，浓度为横坐标绘制标准曲线并求出回归方程。

2. 核黄素尿药浓度测定

（1）服药及尿样收集：选择若干自愿受试者，服药前一天及服药期间控制食谱，不吃富含核黄素的食物，如蛋类、牛奶、麦乳精和奶糖等，并不得服用含 B 族维生素药品。

服药前一天收集 24 h 尿液供测定空白尿液中核黄素含量用。

临服药前排空小便，早餐后立即服用核黄素片 4 片（5 mg/片），用温开水吞服，记录服药时间，片剂服下后 1 h、2 h、4 h、6 h、8 h、10 h、12 h、14 h 和 16 h 时收集尿液,用量筒量取并记录尿液体积,然后将尿液倒入盛有 0.2 mL 冰醋酸的刻度试管内至 20 mL,摇匀,于阴凉处避光保存,供测定用。

（2）空白尿液中核黄素含量测定：将所有的 24 h 空白尿液混匀,倒入盛有 0.2 mL 冰醋酸的刻度试管内至 20 mL(多余的空白尿液倒掉),取 10 mL 按标准曲线的制作项下方法"以酸化蒸馏水为空白"起,依法测定吸光度,将两次测定值之差（ΔA）代入回归方程,求出空白尿液中核黄素含量。

（3）尿样中核黄素含量测定：取酸化尿液 10 mL,按标准曲线的制作项下方法"以酸化蒸馏水为空白"起,依法测定吸光度,将两次测定值之差（ΔA）代入回归方程,求出尿样中核黄素含量。

五、实验结果与讨论

1. 核黄素标准曲线

将核黄素标准曲线数据填入表 24-1 中,并求出回归方程。

表 24-1　核黄素标准曲线

编号	1	2	3	4	5	6
标准溶液浓度/(μg/mL)						
A_1						
A_2						
ΔA						

回归方程：

2. 空白尿液中核黄素含量

测定受试者空白尿液中核黄素含量,并填入表 24-2 中。

表 24-2　空白尿液中核黄素含量

A_1	A_2	ΔA	24 h 尿量/mL	24 h 尿液中核黄素总量/μg	平均每 2 h 尿液中排泄量/μg

3. 尿样中核黄素含量

测定受试者口服核黄素片后每个时间点的尿药浓度,并计算体内核黄素排泄量,将其填入表 24-3 中。

表 24-3　尿样中核黄素含量

试管号	集尿时间/h	Δt/h	t_c	尿量/mL	A_1	A_2	ΔA	尿药浓度/(μg/mL)	ΔX_u/μg	累积药量 X_u/μg	$\dfrac{\Delta X_u}{\Delta t}$	$\lg \dfrac{\Delta X_u}{\Delta t}$
①	0~1	1	0.5									
②	1~2	1	1.5									
③	2~4	2	3									

137

试管号	集尿时间/h	Δt/h	t_c	尿量/mL	A_1	A_2	ΔA	尿药浓度/(μg/mL)	ΔX_u/μg	累积药量 X_u/μg	$\frac{\Delta X_u}{\Delta t}$	lg$\frac{\Delta X_u}{\Delta t}$
④	4~6	2	5									
⑤	6~8	2	7									
⑥	8~10	2	9									
⑦	10~12	2	11									
⑧	12~14	2	13									
⑨	14~16	2	15									

注:$\Delta X_u = \Delta t$ 时间间隔内体内排出核黄素总量-相同时间间隔内空白尿液中核黄素含量。

4. 数据处理

(1) 绘制核黄素尿药排泄速率图(二项指数曲线)。

(2) 根据二项指数曲线尾段直线部分的斜率,计算核黄素的消除速率常数 k 及半衰期 $t_{1/2}$。

(3) 计算得核黄素总排泄量 X_u^∞ 为 _____ mg;核黄素肾排泄百分率为_____%。

(4) 计算口服核黄素片的绝对生物利用度(据文献报道,核黄素静脉注射后尿中总排泄量为给药剂量的 97%)。

六、操作注意事项

(1) 受试者服药前两天及服药当天应控制食谱,不吃富含核黄素的食物,保持规律的作息时间。

(2) 必须按时收集尿液,每次应将尿液排尽,计量,不得损失、污染。

(3) 取尿容器每次应用水冲洗干净,沥干备用。

(4) 每次排尿后可以根据需要喝水,以保持一定的尿量。

(5) 整个操作过程均应注意避光。

七、思考题

(1) 用尿药排泄速度法测定生物利用度时取尿时间应多长? 该方法误差来源有哪些?

(2) 用尿药排泄速度法能够求出哪些药物动力学参数? 应用此法有何优缺点?

(3) 测定核黄素片的生物利用度时,为什么服药前一天要收集 24 h 的尿液?

(李瑞娟)